现代实用医学技术与临床应用系列

GUKE JIBING
SHOUSHU YU WEICHUANG ZHILIAO

骨科疾病手术与微创治疗

阮　智　方钦正　陈　磊
付佳斌　韩超前　尤伟夫　主编

中山大学出版社
SUN YAT-SEN UNIVERSITY PRESS
·广州·

版权所有　翻印必究

图书在版编目（CIP）数据

骨科疾病手术与微创治疗／阮智等主编．－－广州：中山大学出版社，2024.8．－－（现代实用医学技术与临床应用系列）．－－ISBN 978-7-306-08200-8

Ⅰ．R687.3

中国国家版本馆CIP数据核字第20242TN177号

出 版 人：	王天琪
策划编辑：	谢贞静　梁嘉璐
责任编辑：	梁嘉璐
封面设计：	曾　斌
责任校对：	管陈欣
责任技编：	靳晓虹
出版发行：	中山大学出版社
电　　话：	编辑部 020-84111996，84113349，84111997，84110779
	发行部 020-84111998，84111981，84111160
地　　址：	广州市新港西路135号
邮　　编：	510275　　　传　真：020-84036565
网　　址：	http://www.zsup.com.cn　E-mail：zdcbs@mail.sysu.edu.cn
印 刷 者：	广东虎彩云印刷有限公司
规　　格：	787mm×1092mm　1/16　9.5印张　232千字
版次印次：	2024年8月第1版　2024年8月第1次印刷
定　　价：	42.00元

如发现本书因印装质量影响阅读，请与出版社发行部联系调换

编 委 会

主　编　阮　智　方钦正　陈　磊
　　　　　付佳斌　韩超前　尤伟夫

副主编　时慧雯　贺红伦　陈晓东　刘志刚　郭　娜
　　　　　韩　宁　陈虎林　符策岗　白瑞军　刘相成

编　委　(按姓氏笔画排序)
　　　　　于苗苗　中国人民解放军北部战区总医院
　　　　　尤伟夫　齐齐哈尔医学院附属第一医院
　　　　　牛丽君　呼和浩特市第一医院
　　　　　方钦正　石河子大学第一附属医院
　　　　　付佳斌　内蒙古包钢医院（内蒙古医科大学附属第三医院）
　　　　　白瑞军　苏州大学附属无锡市第九人民医院（无锡市骨科医院）
　　　　　刘志刚　吉林大学第二医院
　　　　　刘相成　中国人民解放军陆军第八十集团军医院
　　　　　阮　智　石河子大学第一附属医院
　　　　　时慧雯　内蒙古包钢医院
　　　　　陈　磊　石河子大学第一附属医院
　　　　　陈虎林　山东大学齐鲁医院德州医院
　　　　　陈晓东　江苏省人民医院（南京医科大学第一附属医院）
　　　　　贺红伦　绵阳市中医医院
　　　　　郭　娜　中国人民解放军北部战区总医院
　　　　　符策岗　海口市骨科与糖尿病医院
　　　　　韩　宁　中国人民解放军北部战区总医院
　　　　　韩　琪　连云港市第二人民医院
　　　　　韩超前　内蒙古医科大学第二附属医院
　　　　　曾凡宇　深圳平乐骨伤科医院（深圳市坪山区中医院）

前 言

骨科疾病是人类的常见病、多发病。近年来，随着社会经济的发展，科技水平的提高，骨科学新理论、新技术不断出现，促进了骨科学的发展。新技术广泛应用于临床，提高了治疗水平，受到医患的一致好评。

本书首先讲述了骨科诊断基础、骨科基本手术技术等，然后重点讲述了骨科各部位创伤的救治技术，针对各类骨科常见病、多发病的发病机制、临床特点、诊断依据、鉴别诊断及治疗手段也做了详尽的论述，着重加大了骨科微创治疗的描述。此外，依据临床实践经验，对诊疗过程中可能出现的问题也加以强调。全书资料新颖，图文并茂，理论联系实际，重点突出，较为全面地阐述了创伤骨科及骨疾病的研究进展，可供各级医院的骨科医师和相关科室医师同仁参考使用。

本书在编写过程中，得到了各位专家的大力支持，在此谨表示诚挚的谢意。骨外科内容广泛，涉及相关学科多，新技术、新进展层出不穷，书中不足之处，敬请广大读者提出宝贵意见，以便再版时充实和完善。

编 者

2024 年 3 月

目 录

第一章　骨折概述 ·· 1
第一节　骨折的分类 ·· 2
第二节　软组织损伤的分类 ·· 2
第三节　创伤治疗的原则 ·· 3
第四节　骨折愈合（骨再生）·· 13

第二章　脱位 ·· 18
第一节　胸锁关节脱位 ·· 18
第二节　肩锁关节脱位 ·· 22
第三节　肩关节脱位 ··· 26
第四节　肘关节脱位 ··· 37

第三章　上肢损伤 ·· 45
第一节　锁骨骨折 ·· 45
第二节　肩胛骨骨折 ··· 48
第三节　肱骨近端骨折 ·· 53
第四节　肱骨干骨折 ··· 59
第五节　肱骨髁上骨折 ·· 63
第六节　肱骨髁间骨折 ·· 65

第四章　下肢损伤 ·· 70
第一节　髋臼骨折 ·· 70
第二节　骨盆骨折 ·· 74
第三节　股骨颈骨折 ··· 81
第四节　股骨干骨折 ··· 85
第五节　单纯内、外踝骨折 ·· 90
第六节　双踝骨折 ·· 92

第五章　膝部疾病 ·· 94
第一节　半月板损伤与疾病 ·· 94
第二节　髌股关节疾病 ··· 102
第三节　膝内翻与膝外翻 ·· 113

第四节　膝关节强硬 ………………………………………………………… 114
第六章　膝关节微创手术 …………………………………………………………… 117
　　第一节　半月板镜下切除术 …………………………………………………… 117
　　第二节　半月板镜下修复术 …………………………………………………… 123
　　第三节　股骨髁上、髁间骨折的镜下治疗 …………………………………… 133
　　第四节　髌骨骨折的镜下治疗 ………………………………………………… 138
参考文献 ……………………………………………………………………………… 141

第一章

骨折概述

在美国，意外伤害是 1～45 岁人群最为常见的死亡原因。在超过 65 岁的老年人中，跌倒是常见的损伤，每 3 人中就有 1 人因跌倒致严重的损伤，甚至死亡。跌倒是老年人最常见的住院原因，占骨折的 87%。每年老年人跌倒导致的直接医疗费用高达 200 亿美元。据估计，在 20 世纪 90 年代中期，仅髋骨骨折导致的医疗费用就高达 30 亿美元，预计在未来 10 年内这一数字将超过 300 亿美元。在 2009 年，医疗机构接收了超过 870 万例意外（非故意）非致命的跌倒伤患者，跌倒损伤每年发生率为 2 831 人/10 万人，但这可能仅仅占实际发生例数的一小部分。随着人类预期寿命的增加，意外伤害的发生率也大大增加。

骨折自古以来就被当作医学问题。希波克拉底的大多数文章都描述了损伤的处理，特别是骨折的治疗。在 20 世纪，关于骨折处理的生物学方面的知识有了极大发展。患者的预期也达到了前所未有的水平。针对骨折的手术和药物治疗的庞大的跨国产业已经形成。

骨的血供是骨折愈合的基础。早在 1932 年，Girdlestone 就曾警示："我们现在治疗骨折的方法在机械效能方面有其固有的危险，这种危险就是术者忘记了骨折愈合只能被促进而不能被强制进行。骨骼就像一株植物，它扎根于软组织中，一旦血供受到破坏，其通常所需要的不是细木工的技术，而是园丁的呵护和理解。"

现在，骨科医师正在深切体会着 Girdlestone 的预言的巨大冲击。在决定所需外科治疗的时机和方式时，处理创伤的骨科医师必须能够理解创伤对全身的影响，包括免疫系统损害、营养不良、肺部和胃肠道功能障碍及神经系统损伤。由于选择众多，骨折治疗的方法不易确定。每种方法均有其优点和潜在的并发症。因此，要想在恰当的时间进行合适的治疗，就必须对下面这些治疗原则有全面的了解。

骨折治疗的目的是要在解剖位置上获得骨性愈合，使患肢恢复最大的功能。由于外科手术不可避免地会对肢体造成进一步的损伤，因此必须选择对软组织及骨组织损伤最小的手术。为求得解剖学复位而付出完全破坏骨折段血供的代价的手术，无论从计划还是从实施的角度来讲都不可取。另外，应考虑作用于患肢和固定物上的机械应力。最后，对患者的全身情况和手术的风险必须加以权衡，以决定最佳的治疗方法。

任何形式的固定物都是有一定寿命的夹板装置。因此，在固定物失效和骨折愈合之间存在一场持续的赛跑。关键是找到合适的治疗方法，在达到最可预期和接受的骨折愈合的同时发生最少的并发症。在尝试复杂的切开复位内固定手术之前，外科医师必须考虑自己所接受的专业训练和所掌握的手术技能，必须熟悉相应的术式。实施手术的场所也必须加以考虑。手术间应具有良好的环境。参加手术的人员应熟悉术式和器械，全套器械和内置物应齐备并保养良好。出色的麻醉和术中监护是手术安全的必要保障。患者应被充分告知所选外科治疗方法的利弊，并愿意配合术后所需的康复锻炼，这一点对于任何治疗方法的成功都至关重要。

骨折的成功治疗取决于对患者的全面评估（不仅仅限于受伤部分），以及针对每位患者的特殊需要制订的治疗计划，应选择最有可能使软组织和骨愈合且并发症最少的治疗方法。

第一节　骨折的分类

在综合评估外科医师的能力、设备、物力及患者具体情况的基础上，对骨折及伴随软组织损伤的范围和类型进行分类，可以让医师确定最佳的治疗方案。骨折类型的分析能揭示肢体所遭受的创伤的能量的大小和骨折复位后的稳定性，使外科医师对高危损伤类型有所警惕。分类也可使外科医师能够观察手术的结果，并将自己的治疗结果与其他外科医师及研究者的治疗结果进行比较；同时，分类也可为评估新的治疗方法提供基础。

骨科创伤协会扩展的分类法已将骨折的编码与扩展的国际疾病分类（第 10 版）编码对应起来，以利于诊断和治疗。该分类法已尽可能地将普遍认可的分类系统并入其中，如髋臼骨折的 Judet 和 Letournel 分类及肱骨近端骨折的 Neer 分类。该分类法已制定了标准的随诊评估格式以进行一致的术后评估。2007 年最新版本的 OTA 分类法包含 AO 分类法。AO 字母数字式分类法是一项国际性合作的结果，由许多学者根据"AO 文献中心"的信息和研究者的临床经验完成。该分类系统是根据骨折的形态特征和位置而制定的。AO 分类系统已被用于 2 700 例与此系统观念相对应的、经手术治疗的骨干骨折上，并在 400 例胫骨或腓骨骨干骨折病例中进行了专门的评估。

第二节　软组织损伤的分类

正如骨损伤必须进行分类以便对骨折做出正确的评估并进行比较性研究以得出正确的结果，对伴随的软组织损伤也必须进行评估。开放性损伤已有几种分类系统。Gustilo 和 Anderson 在 1976 年介绍 1 025 例开放性骨折的治疗时，应用一种分级系统为感染性骨折的结局提供了预后信息。1984 年，他们又对这一系统进行了修改，并对其结果进行了修订。修改后的分类系统以创面大小、骨膜软组织损伤、骨膜剥离和血管损伤为基础，将开放性骨折分为：

（1）Ⅰ类开放性骨折，仅有小于 1 cm 的清洁伤口。

（2）Ⅱ类开放性骨折，伤口的撕裂超过 1 cm，但没有广泛的软组织损伤、皮瓣撕脱。

（3）ⅢA 类开放性骨折，有广泛软组织撕裂伤或皮瓣撕脱，但骨骼仍有适当的软组织覆盖，或者不限于伤口大小的高能量外伤。这一类损伤包括节段性或严重的粉碎性骨折，甚至包括那些只有 1 cm 的撕裂伤。

（4）ⅢB 类开放性骨折，有广泛的软组织缺失并伴有骨膜剥离和骨外露，这类骨折常被严重污染。

（5）ⅢC 类开放性骨折，包括伴有动脉损伤需要修补的开放性骨折，不论软组织创口有多大。

这种分类法对预后有重要意义，在下一节的"一、开放性骨折"部分会进行更加详尽的讨论。

其他分类方法包括广泛应用于欧洲的 Tscherne 和 Gotzen 分类法。闭合性骨折被分为 0~3 级，开放性骨折被分为 1~4 级。这个分类法包括其他方法所没有的软组织损伤和筋膜间室综合征。AO/ASIF 工作组将类似于 Tscherne 和 Gotzen 分类法的软组织损伤分类法加入其广泛的骨折分类系统中。这个分类系统包括闭合性和开放性损伤、肌肉和肌腱损伤及神经血管损伤。也有人提出其他的创伤评分体系，包括创伤评分系统（trauma score，TS）、改进的创伤评分系统（revised trauma score，RTS）、创伤严重程度评分系统（injury severity score，ISS）、修正后的简明创伤严重程度评分系统（maxillofacial injury severity score，MISS）、儿童创伤评分系统（pediatric trauma score，PTS）、综合考虑神经损伤、局部缺血、软组织损伤、骨骼损伤、休克和患者年龄等因素的评分系统（nerve injury, ischemia, soft-tissue injury, skeletal injury, shock, and age of patient score，NISSSA），以及 Hanover 骨折评分系统-97（Hanover fracture scale-97，HFS-97）。这些评分系统都试图定量评估骨折相关软组织损伤的程度及感染或其他不利于愈合的问题发生的可能性。然而，一项评价 AO/OTA 骨折分类系统的研究发现，C 型骨折患者的功能表现明显差于 B 型骨折患者且损害程度更重，而与 A 型骨折患者没有显著性差异，说明对于孤立的单侧下肢骨折，AO/OTA 骨折分类系统并不能很好地预测功能表现和损害程度。

2010 年，OTA 分类法委员会为开放性骨折推荐了一种新的分类方法，这种新的分类方法使用了五种评价指标：皮肤损伤、肌肉损伤、动脉损伤、污染及骨缺损。它为患者一入院还未接受任何治疗时就进行分类提供了一种系统化的方法。对于所有分类系统，其复杂性可能导致重复性下降而影响广泛使用，并且其评估预后的能力也需要考虑在内。

第三节 创伤治疗的原则

多发性创伤患者的处理需要更多的医疗资源，在小的社区医院里通常缺乏这些资源。目前的创伤中心治疗方案，可能无法提供对长骨、骨盆和脊柱骨折进行紧急固定所需的设施，以及相关医师和护理辅助人员。1 级或 2 级创伤中心的治疗，目前已被证实可以提高多发创伤患者的治疗水平和存活率。另外，最初就在创伤中心治疗的患者的住院时间和治疗费用都明显比先在另一地治疗后再转移到创伤中心的患者低。从医疗质量和经济角度来讲，对多发性创伤患者的最佳处理办法就是尽快将其转送到专门的创伤救治中心。

20 世纪 90 年代初以来，救治重点已经放在对多发性损伤患者的早期"全面"救治上，包括骨折固定。肺部并发症的发生率，包括急性呼吸窘迫综合征（acute respiratory distress syndrome，ARDS）、脂肪栓塞综合征、肺炎等，与长骨骨折的治疗时机和方式有关。统计结果显示，如果大骨折延迟固定，肺部并发症的发生率和住院时间在统计学上都显著增加。一项大规模多中心的研究结果也提示，采用早期全面救治可减少死亡率。

50%以上的多发性创伤患者有骨折或脱位，又或两者兼有，因此，骨科医师在创伤救治组中起着关键性的作用。骨科损伤的处理对患者最后的功能恢复可能会产生深远的影响，甚至可能影响到其生命或肢体保存。如果早期即积极地补液或输血后患者仍出现血流动力学不稳定的骨盆开放性损伤，应使用骨盆带固定。对于开放性骨折、伴有泌尿生殖系损伤的骨盆或髋臼损伤及伴有血管损伤的肢体骨折，治疗组内成员的交流和合作是非常必要的。

早期固定脊柱、骨盆、髋臼骨折和其他大关节的骨折可减少肺部并发症和其他被迫卧床所引起的疾患，但对这类骨折的治疗需要较复杂的外科技术、设备，常常需要神经系统的监护。骨科损伤控制即在对肢体全面评估的同时，用外固定架迅速稳定骨折，使骨折获得稳定的固定，并恢复肢体长度，这是目前治疗的标准模式。如果尚未获得血流动力学的稳定，危及生命的潜在因素尚未解决，或化验及放射检查结果尚不足以制订出一个令人满意的外科手术计划，就不应进行手术治疗。

在特殊情况下，骨科损伤控制可在急诊室或复苏区进行。对长骨骨折不稳定的患者进行急诊外固定架固定可能是必要的，但是这会带来针道感染或更少见的深静脉血栓等并发症。对于一些患者，外固定可以一直保留到骨折愈合。与髓内钉固定相比，使用外固定架治疗股骨骨折，ARDS 的发病率明显下降。在一项前瞻性的、随机的、多中心的研究中，在用髓内钉和外固定架治疗的股骨骨折患者体内检测到炎症因子。研究发现，髓内钉固定能引起炎症反应，而外固定则不会。由于样本量较小，没有发现临床并发症的差异。目前，正在对创伤外科中损伤控制的概念进行深入的评估，这一概念被发现有助于在紧急情况下处理复杂的骨折。而并发症多出现于临床情况无法改善又不能进行最终固定的患者。

多发伤及其复苏过程可激活伤员的细胞因子而产生全身反应，包括由细胞因子介导产生的炎症因子、免疫因子和血流动力学因子。细胞因子的增加与器官功能的减退密切相关。多发伤还与系统免疫综合征有关，是广泛损伤产生的细胞因子和其他化学物质介导的一种弥漫性的炎症反应。骨科损伤控制是一种处理双重损伤的方法，即在处理外伤的同时又兼顾处理手术加重的损伤。

因为有一些因素存在，例如，患者有意识状态的改变，血流动力学不稳定妨碍了全面的骨科检查，同一肢体上有另一处较明显的损伤，以及早期的 X 射线检查不充分，等等，5%～20%的多发性创伤患者在初次检查时会有一些损伤被漏诊。较危急的损伤稳定后，应重复进行骨科检查，尽可能地找出所有漏诊的损伤并进行早期治疗。研究结果表明，骨盆和颈椎的 CT 扫描能比 X 射线透视和 X 射线平片检查更多地发现损伤。

对多发伤患者的治疗，要求进行特殊的和可靠的评估及治疗。美国外科医师协会制定的高级创伤生命支持（advanced trauma life support, ATLS）系统是应用最广泛的创伤患者评估系统。该评估系统可基于"ABCDE"法助记：

A（airway，气道）：气道应该保持通畅。

B（breathing，呼吸）：在正常给氧的情况下，呼吸应该尽可能保持正常。

C（circulation，循环）：包括中央循环和外周循环，所有肢体有良好的毛细血管充盈反应并维持正常血压。

D（disability，功能障碍）：包括神经系统、骨骼肌肉系统、泌尿生殖系统损伤，尽管很少危及生命，但可以导致严重的长期功能障碍。

E（environment，环境）：很多损伤并非发生在隔离的环境中，因此可能造成污染，使医护人员染病。

从骨科学角度来看，骨骼肌肉系统和神经系统的评估方案在决定损伤的类型和程度方面极为重要。危及生命和肢体的骨骼肌肉损伤包括伤口和骨折的出血、开放性骨折的感染、血管损毁和筋膜间室综合征造成的肢体丧失、脊柱和周围神经损伤导致的功能丧失。隐性出血、原因不明的多部位失血及伴发的血流动力学不稳定是血液循环评估的主要方面。多发骨折，特别是骨盆和长骨骨折引发的出血，要求早期固定以减少失血。

处置时应首先考虑患者的全身情况。急诊措施必须包括治疗疼痛、出血和休克。出血应该以加压措施来控制。由于可能进一步损伤神经、血管，极少推荐使用止血带。由于有损伤邻近的周围神经的风险，建议不要在伤口内盲目使用止血钳钳夹止血。从患者受伤到清理伤口准备手术这段时间内，应用无菌敷料保护伤口，用夹板固定肢体，以防止锐利骨折块移动造成软组织的额外损伤。

病史应包括受伤的时间和地点。体检应包括确定软组织伤口的范围和类型及是否存在血管、神经损伤。应紧急处理血管损伤或筋膜间室综合征，以避免组织缺血，如果这些损伤超过 8 h，将造成不可逆转的肌肉和神经损伤。一项对犬的实验研究结果提示，当组织压低于舒张压 10 mmHg 或平均动脉压在 30 mmHg 之内时，将发生不可逆转的肌肉损伤。该研究强调，组织压和舒张压之间存在 10～20 mmHg 的差距，是急性筋膜切开的指征，而非绝对的组织压数值。

X 射线摄像应该用来显示骨骼损伤的程度和类型。有时软组织损伤的程度只有在手术探查时才能确定。距离受伤的时间及软组织损伤的类型和范围，对治疗的选择有指导意义。与低速率、低能量的创伤相比，高速率、高能量的创伤可以对软组织和骨骼造成更广泛的损伤，同时可以带来更不确定的预后。患者的全身情况、有无相关损伤及众多的其他因素都会影响最终结果，并且对治疗产生影响。

一、开放性骨折

开放性骨折属于外科急症，也许应当被看作不全离断伤。Tscherne 描述了开放性骨折治疗的四阶段：挽救生命、保全肢体、防止感染、保存功能。第 1 个阶段（或称清创前阶段）一直持续到 20 世纪。第 2 个阶段（保全肢体阶段）跨越了两次世界大战，其特点是截肢率高，引起学界对人工假肢研究的兴趣。第 3 个阶段持续至 20 世纪 60 年代中期，在这一时期，人们的注意力集中在防止感染和应用抗生素上。第 4 个阶段，即保存功能阶段，其特征是积极的伤口清创、用内固定或外固定确实地制动骨折及延期闭合创口。目前，开放性骨折治疗发展到了新阶段——第 5 个阶段，该阶段是快速高效的创伤救治的结果。最新的研究证实，大多数开放性骨折（Gustilo-Anderson ⅢA 类以下）都可以闭合创口，这样做并没有明显的风险，而且并发症发生率和住院时间都有所降低。另外，预防性应用抗生素的需求也遭到了质疑。最近一篇有关预防性应用抗生素的文献综述揭示，那些支持预防性应用抗生素的研究文章质量低劣，其结论值得怀疑。有些文章的作者对开放性骨折患者入院 2 h 内迅速预防性应用抗生素的做法和所用抗生素的剂量及给药时间都提出了疑问。许多研究结果也表明，至少对于 Gustilo-Anderson Ⅰ 类、Ⅱ 类和 ⅢA 类开放性骨折来说，对行严格的正规清创术及入院 6 h 内冲洗所有创口的患者给予预防性应用抗生素并不是必需的。

（一）火器所致的开放性骨折

对火器所致的开放性骨折患者的评估项目应包括受伤部位的正、侧位 X 射线平片，包括上、下关节。可能需要关节造影来判明是否存在关节的子弹贯通伤。如果损伤涉及脊柱或骨盆，CT 可用于确定子弹的精确位置，并可有助于评估关节损伤。如果怀疑血管损伤，可能需要血管造影或动脉造影明确诊断。

在和平时期可能发生的火器伤有 3 种不同类型：低速手枪或步枪伤口、高速步枪伤口、近距离的猎枪伤口。在低速手枪或步枪伤口中，软组织损伤常常较小，故不需广泛清创。伤口的进出口小，常常不需缝合，而只需对皮肤边缘进行清创。在低速枪伤伤口的治疗中，冲洗、局部清创、预防破伤风及肌内注射单次剂量的长效头孢菌素与 48 h 静脉应用抗生素的疗效相同，而且口服和静脉输注抗生素对于预防感染有同等的疗效。在这类伤口中，感染很少见。有人推荐了一套关节内骨折的治疗方案，即对子弹穿过清洁皮肤或衣物的损伤可预防性使用抗生素 1～2 天；对子弹穿过肺、肠道、严重污染的皮肤或衣物的损伤，可使用广谱抗生素 1～2 周。民间枪伤的分类方法包括创伤能量、是否累及致命性的组织结构、伤口特征、骨折和伤口的污染程度。然而，这种复杂的分类方法并没有被确立，对治疗也没有起到指导作用。

某些枪伤可以通过在静脉注射单次剂量的头孢菌素后在院外口服抗生素治疗。Dickson 等报道，用以下方法院外治疗 41 例患者（44 处骨折）低速枪伤所致的 Gustilo Ⅰ型、Ⅱ型开放性骨折，仅有 1 例发生了浅表感染：破伤风抗毒素 0.5 mL 肌内注射冲洗和局部伤口清创，闭合复位（必要时），放置敷料或夹板，静脉注射头孢唑林 1 g，口服头孢氨苄 500 mg，每日 4 次，共 7 天。

在高速步枪和猎枪伤口中，软组织和骨损伤是大量的，组织坏死是广泛的。对这类伤口最好采用类似战伤的治疗方式。需要广泛地显露并清除所有失活的软组织。这类伤口应敞开，根据伤口本身情况再做延迟一期或二期缝合。在近距离猎枪伤口中，骨和软组织有广泛的损伤。除非伤口是贯通的，否则弹壳填料常存留在伤口内，可引起严重的异物反应。因此，应找到并去除所有填料，同时切除失活的软组织。没有必要清除所有的铅弹散粒，因为铅弹似乎很少引起反应，而企图去除它们时却会对软组织造成更多的损伤。然而，应从关节内或滑囊内清除子弹和子弹碎片，因为它们可能造成机械磨损、铅滑囊炎和全身性铅中毒等并发症。据报道，关节内枪伤后全身性铅中毒的发生早可至伤后 2 天，晚可至伤后 40 年。这类伤口也应敞开，择期再关闭。

虽然延期和急诊应用扩髓交锁髓内钉都可以成功地治疗股骨开放性骨折，但对因枪伤引起的股骨骨折，与延期髓内钉固定相比，即刻髓内钉固定可缩短住院日，明显降低住院费用，对临床结果也没有不利影响。目前，我们倾向于使用静力型交锁髓内钉治疗低速和中速股骨干骨折，包括多数粗隆下和髁上骨折。高速股骨骨折应以外固定架做临时固定，直至创面愈合满意，在伤后2周左右行髓内钉固定。有些高速骨折可以即刻行不扩髓髓内钉固定。如果有严重的软组织损伤，包括血管神经损伤，可能需要一期截肢。在某地一级创伤中心治疗的52例伴有动脉损伤的股骨干骨折病例中，保存肢体的有32例（61.5%）。在一期（16例）行髓内钉固定，或在牵引和外固定后行髓内钉固定的22例（含一期的16例）股骨骨折病例，均保肢成功。在高速损伤肢体的病例中，有8例行一期截肢，9例行二期截肢，3例患者死于其他损伤。在骨折固定前行血管修复的患者中，没有发生吻合口撕裂。

外固定可能适合严重损伤（Gustilo Ⅲ型）。有报道认为，延迟一期闭合伤口和Ilizarov外固定架在治疗这些复杂骨折时的总并发症发生率和感染率较低。

在一篇髋部枪伤治疗的报道中，检查关节是否被穿透的最好的诊断性试验为髋关节穿刺抽吸，随后做关节造影。虽然所选择的病例都未做关节切开，而以抗生素治疗获得了成功，但对所有穿透关节腔的损伤，都需要立即做关节切开。子弹继续接触关节液可导致关节损坏或感染。因为所有用内固定治疗移位性股骨颈骨折的效果都不佳，所以该报道建议用髋关节成形术或关节融合术作为这类损伤的最终治疗方法。

（二）截肢与保肢

随着复杂的开放性骨折处理方案的出现，相应的治疗手段被设计出来，挽救了许多没有功能的肢体。然而，人们注意到了"只重技术而忽视合理性"的问题，并指出，如此保肢的最终结果不仅是留下一个无用的肢体，而且也使每个患者在身体上、心理上、经济上和社交上都受到了影响。不可避免的截肢常被拖延太久而增加了财政、个人和社会的花费，更重要的是，增加了伴随而来的后遗症发生率和可能的死亡率。在一项对开放性胫骨骨折的研究中，与早期行膝下截肢患者相比，保肢患者并发症更多，手术次数更多，住院时间更长，住院费用也更高。与早期截肢患者相比，更多的保肢患者认为自身有残疾。

为了更好地评估损伤和更好地确定采用早期截肢治疗的损伤类型，人们进行了几种尝试。Mangled肢体创伤严重程度评分（Mangled extremity severity score，MESS）从四个方面进行评分：骨骼和软组织损伤、休克、局部缺血及骨龄。在一些研究中，MESS分数达到7~12分的患者的肢体最终都需要截肢，而MESS分数为3~6分的患者的肢体能够存活。然而，在其他研究中均未发现MESS、保肢指数（limb save index，LSI）或预测保肢指数（predictive salvage index，PSI）有预测价值。评分系统的高特异性证实，低分可以预测保肢的可能性，但其低敏感性却不能证明其作为截肢预测指标的有效性。这些评分系统似乎用途有限，不能作为判断是否应该截肢的唯一标准。而位于或高于截肢阈值的下肢创伤严重程度评分，在决定能否保留遭受高能量创伤的下肢时，应该谨慎使用。

最近，Rajasekaran等为了评估开放性胫骨Gustilo ⅢA、ⅢB骨折，提出了一种新的评分系统，包括皮肤覆盖、骨骼结构、肌腱和神经损伤及并存病情况。他们使用该系统，把109例Ⅲ型开放性胫骨骨折病例分成4组，以评估保肢的可能性。第1组分数为5分或更少，第 2 组分数为 6~10 分，第 3 组分数为 11~15 分，第 4 组分数为 16 分或更高。分数为 14 分或更高作为截肢指标，敏感性为 98%，特异性为 100%，阳性预测值为 100%，阴性预测值为 70%。这些结果与 MESS 分析的 99% 敏感性及 97% 的阳性预测值相似，但是优于 MESS 分析的 17% 的特异性和 50% 的阴性预测值。这个新的评分系统的高特异性可能使其成为更好的截肢预测工具。然而，目前所有的评分系统的预测能力都维持在低水平。

（三）抗生素治疗

开放性骨折的治疗实际上是应用微生物学的一次临床实践。一旦皮肤屏障遭到破坏，细菌就从局部进入伤口并企图附着和繁殖。损伤区域越广，坏死组织越多，对细菌的营养支持潜力就越大。由于损伤部位的循环遭到损坏，机体免疫系统利用细胞防御和体液防御的能力也都遭到破坏。

感染微生物的毒力取决于它的致病力、对宿主基质（如坏死的皮肤、筋膜、肌肉和骨）的黏附能力，以及由细菌本身的体液和机械因素所决定的中和宿主防卫的攻击力。目前已认识到，异物反应是保护细菌免受吞噬细胞吞噬的细菌糖蛋白的一种复杂的相互作用。细菌侵入机体后黏附在宿主的细胞基质上并分泌体液和糖蛋白保护罩，于是它们就能进行细胞复制，形成临床感染。细菌的繁殖速度会呈对数式增加，直至耗尽可获得的营养物质、宿主死亡或宿主的防御成功地抵抗了感染。

一般来说，开放性损伤的治疗包括术后全身使用抗生素。2004 年，Cochrane 的系统性综述确立了抗生素对开放性骨折患者的益处。这篇综述表明，开放性骨折使用抗生素后可将感染风险降低 59%，其数据支持这样的结论：伤后迅速短期使用第一代头孢菌素并结合骨折伤口及时处理的先进方法，可以显著降低感染风险。其他常用的治疗方法尚缺乏足够的数据证明其有效性，比如，延长抗生素的使用时间或重复短程使用抗生素，扩大抗生素的抗菌谱至革兰氏阴性杆菌或梭状芽孢杆菌，或者局部使用抗生素，如 PMMA 抗生素链珠。

多数方案建议使用广谱抗生素，通常是第一代头孢菌素，而对于有革兰氏阴性细菌污染风险的严重污染的 Gustilo Ⅲ 型损伤的伤口，则需另加氨基糖苷类抗生素，如妥布霉素或庆大霉素。若有厌氧菌感染的可能性，如梭状菌，则推荐使用大剂量青霉素。由于多数情况下病原菌是医源性的，因此对抗生素治疗的时间应加以限制。Gustilo 建议，对于 Gustilo Ⅰ 型和 Ⅱ 型开放性骨折，在入院时给予头孢孟多 2 g，然后每 8 h 给予 1 g，持续 3 天。对 Gustilo Ⅲ 型开放性骨折，每天给予氨基糖苷类抗生素 3~5 mg/kg，而对于田间损伤，则需每天另加青霉素 1 000 万~1 200 万单位。Gustilo 仅持续应用 3 天双抗生素治疗，并在闭合伤口、行内固定和植骨手术时重复此疗法。近来，Okike 和 Bhattacharyya 推荐使用头孢唑林 1 g，静脉注射，每 8 h 注射 1 次，直至创口闭合后 24 h。对于 Ⅲ 型骨折，加用静脉注射庆大霉素（根据体重调整剂量）或左氧氟沙星（每 24 h 注射 500 mg）。由于喹诺酮类对骨折愈合有不良反应，因此不应该作为开放性骨折患者的预防性抗生素应用。

尽管医师普遍认为应用抗生素治疗开放性骨折是有效的，但对持续时间、给药方式和抗生素的种类还存在争议。一项前瞻性双盲研究发现,使用头孢菌素者感染率为2.3%,与之相比,不使用抗生素者感染率则为13.9%,但有人对该结果提出质疑,而关于这个问题目前还缺乏足够数量的可靠的研究。另一项研究结果提示,每日1次大剂量抗生素和低剂量分次给药的效果是一样的。

何时对开放性伤口做细菌培养尚存争议。人们认为,清创前,仅有极少数的细菌会最终造成感染,这说明清创术前或术后进行细菌培养基本没有价值。最常见的感染细菌是革兰氏阴性菌和甲氧西林耐药金黄色葡萄球菌,多数可能是在院内获得的。我们建议对第二次清创时存在明显临床感染表现的患者的伤口分泌物进行细菌培养。最近人们还提到一种显著改善感染率的方法,即根据清创术和创口冲洗后获得的细菌培养结果来决定是否需要重复进行正规的清创术和冲洗。根据伤口的具体情况,早期、快速按经验使用抗生素是预防开放性骨折感染的最有效的方法。

二、软组织损伤的治疗

在将开放性损伤患者送往医疗机构前,初步处理应包括伤口压迫、骨折夹板固定、无菌敷料覆盖。组织暴露于空气可以导致细菌进一步污染,因此,必须将患者迅速转移至合适的医疗中心。有人发现,受伤20 min内在创伤中心接受治疗的患者的感染率为3.5%,而受伤10 h内由其他医院转至创伤中心的患者的感染率为22%。

在急诊室,有必要对患者的状况进行快速评估,并即刻对伤口进行清创和冲洗。清创连同冲洗就成为治疗开放性损伤的主要方式,尤其是伴有骨折的开放性损伤。

推荐采取以下步骤治疗开放性损伤:

(1) 将开放性骨折当作急诊处理。
(2) 进行全面的初期评估,诊断危及生命和肢体的损伤。
(3) 在急诊室或最迟于进入手术室后,开始给予合适的抗生素治疗,此治疗仅持续2~3天。
(4) 即刻清除伤口内污染和失活的组织,广泛冲洗,并于24~72 h重复清创。
(5) 按照初期评估时确定的方法固定骨折。
(6) 敞开伤口(尚存争议)。
(7) 早期进行自体松质骨移植。
(8) 积极进行患肢的康复锻炼。

总体来说,文献报道的伤口感染率在Ⅰ型骨折为0~2%,在Ⅱ型骨折为2%~7%,在全部Ⅲ型骨折为10%~25%,其中在ⅢA型骨折为7%,在ⅢB型骨折为10%~50%,在ⅢC型骨折为25%~50%。在ⅢC型骨折中,截肢率高达50%以上。

伴随闭合骨折的软组织损伤尽管不如开放性骨折明显,但可能更加严重。没有发现这些损伤并在治疗中加以考虑可能会导致严重的并发症,如部分或全部组织坏死和严重感染。此型损伤中最常遗漏的是皮肤与筋膜分离时发生的Morel-Lavallée综合征,其将产生间隙并有大量出血,通常会形成皮下血肿,血肿过大时将危及表面皮肤的活力。此综合征常发生于骨盆骨折的患者,特别是遭受剪力损伤的肥胖患者。建议对其使用MRI和超声检查以确定诊断。

许多治疗方法可以用于 Morel-Lavallée 综合征的治疗，包括根治性切开术（这一方法经常留有巨大的伤口），以及微创方法，如伤口引流。最初的建议是在稳定骨折的同时处理软组织问题。由于切开会增加皮肤失去血供的风险，应等待观察而非进行急诊减压。虽然医师对于经皮穿刺有一定经验，但肿胀仍有复发的可能。股部（大腿）的血供不恒定，故此种情况尤其危险。有人建议对血肿行小切口引流和绷带加压包扎，但发现即使一直使用类似的引流技术，当发生皮肤坏死或伤口裂开时，感染概率也会增加。

最近，Tseng 和 Tornetta 描述了 19 例有 Morel-Lavallée 综合征的患者的情况，这些患者在入院后的 3 天内使用经皮引流技术治疗且取得良好效果。在 6 例髋臼手术和 2 例骨盆环手术中，保留引流至少 24 h。9 例患者中只有 3 例在引流时培养出了细菌，其中 1 例进行了持续引流探查。随访 6 个月没有深部感染。

三、清创术

在决定清创所需的准确范围时，应考虑每个患者的特点。一般来说，皮肤应清创至边缘出血为止。清创时不应上止血带，以免不能分辨皮肤的活力。

肌肉清创应将没有收缩或明显污染的失活肌肉全部清除。严重污染的完全断裂的肌腱断端也应切除，尽管这点在肌肉肌腱单位完整时存在很大争议。清除污染的同时保留肌腱是可能的。必须注意保持肌腱湿润，肌腱一旦干燥将发生坏死，就必须切除。早期皮瓣或敷料覆盖可以防止这些脆弱组织干燥。处理肌肉时，必须观察"4C 征"，即韧性、颜色、收缩性和循环。夹持或电刺激时应该能看到肌肉的正常收缩。肌肉的质地应该正常，不能是苍白的或水煮样的。肌肉应该是正常的红色，而不是褐色。应该在组织边缘看到好的出血点。

及时清创的经验性标准为"6 h 原则"，但是只有少数研究表明 6 h 内清创可以减少感染率，许多研究对这个标准的可靠性提出了质疑。有些学者认为，手术清创对于低级别的开放性骨折可能是不必要的。尽管如此，我们认为，伤后尽快进行彻底的手术清创是对所有开放性骨折的治疗标准。最近有项研究质疑手术医师是否清除了正常的肌肉。此研究中，手术医师根据"4C"原则来判断肌肉的活性，同时做组织学检查进行比较。60% 的样本组织学检查结果显示为正常肌肉和轻度间质性炎症的组织，而手术医师认为其是坏死或即将坏死的组织。如果这类肌肉组织未被清除，其预后不得而知。在没有更好的办法在术中判断肌肉活性之前，清除可疑的组织是谨慎的做法，否则可能要回到手术室进行二次清创。

在清除失活污染的坏死组织后，应进行大量冲洗。一些实验研究对冲洗的效果进行了评价，但这方面的临床研究很少。最常用生理盐水进行冲洗，可以通过球状注射器、倾倒、低压或高压灌洗的方式进行。每一种方法都有其各自的优点。高压灌洗较球状注射器能够清除更多的细菌和坏死组织，如果有大量污染或处理延迟，可能更加有效。然而，有人注意到，高压灌洗后第 1 周新骨形成较对照部位减少，而且脉冲灌洗后伤口外 1~4 cm 受到污染。他们还注意到，污染可以沿骨髓腔扩散。另外，灌洗器尖端接近组织的位置可以影响清洁的程度。最近，Draeger 和 Dhaners 在体外实验模型中发现，高压冲洗枪冲洗比球形注射器冲洗对软组织的损伤更大。他们也注意到，高压冲洗比其他清创方法清除的污染物少，并由此推断可能是由于高压使污染物进入更深层的组织内。其他学者也发现，高压冲洗较低压冲洗增加了组织损伤。目前一致认为，高容量、低压力、反复足够次数的冲洗可以最好地促进愈合和预防感染。

液体的用量随冲洗方法而变。我们的方案是用 9 L 液体进行脉冲冲洗。另外，对在灌洗液中使用添加剂是否有益尚存疑问。添加剂通常分为 3 种类型：①防腐剂，包括聚乙烯吡咯烷酮-碘、氯己定-葡萄糖酸盐、六氯芬和过氧化氢；②抗生素，如杆菌肽、多链丝霉素和新霉素；③表面活性剂，如橄榄皂或苯扎溴铵。Bhandari 等指出，用于低压冲洗的 1% 液体肥皂是体内清除细菌最有效的灌洗液。在近期的一项前瞻性随机对照研究中，Anglen 对使用非消毒橄榄皂和杆菌肽溶液灌洗的 398 例下肢开放性骨折病例进行比较，发现在感染和骨愈合方面两者没有差异，但杆菌肽组存在更多的伤口愈合问题。

所有这些添加剂都有各自的优点和缺点，还没有哪一种添加剂有非常明确的好于其他添加剂的证据，而且哪一种添加剂最好，目前还没统一的意见。以下的研究有助于我们明确与冲洗压力及冲洗液成分相关的争论。在一项国际性的、多中心的双盲随机对照研究中，四肢开放性骨折患者被分为 6 组：行高压冲洗（大于 20 psi）、低压冲洗（5～10 psi）、极低压冲洗（1～2 psi），并分别采用正常生理盐水或 45% 的生理盐水加橄榄皂冲洗。手、足及骨盆部位的骨折被排除在外。研究者将 12 个月内骨折再手术次数、伤口愈合问题及伤口感染作为初始研究指标。在 2 447 例入组的病例中，不同压力冲洗组在再手术方面无明显差异（高压组 13.2%，低压组 12.7%，极低压组 13.7%），肥皂冲洗组再手术率（14.8%）明显高于盐水冲洗组（11.6%）。研究者的结论是：极低压冲洗是可接受的，并且是冲洗装置费用较低的方式，而橄榄皂冲洗液并不比盐水更具有优势。

我们的大多数病例的处理方式是采用 9 L 液体重力自流动冲洗。对于污染较重的骨折需要另外增加冲洗液，而对于污染较轻的上肢损伤，用较少的冲洗液（5～6 L）即可有效冲洗。我们以前的方案是将泌尿生殖系冲洗液作为添加剂，然而，我们目前不再在冲洗液中加入添加剂。无论使用什么冲洗方法，伤口清创最重要的是手术清除坏死和污染组织。

围绕灌洗后是否闭合伤口仍存在争议。以往建议保持伤口开放，不过随着强效抗生素和早期积极清创技术的发展，越来越多的医疗机构有了松弛闭合伤口、留置或不留置引流获得成功的报道。若清创不能获得清洁的伤口，则不应闭合伤口。另外，为防止皮肤进一步缺血坏死，也不应在有张力的情况下闭合伤口。用 2-0 尼龙缝线关闭创口并保持不裂开时所产生的张力较为适当。局部的组织结构应用吸水敷料保持湿润。有人报道，用含有万古霉素或妥布霉素等抗生素粉末浸染的甲基丙烯酸甲酯制成链珠，由线穿在一起放置于伤口内，对于深部感染的控制率较高。

早期闭合伤口可以减少感染、畸形愈合和不愈合的发生率。闭合切口的方法很多，包括直接缝合、皮片移植、游离或带蒂肌瓣。方法的选择取决于缺损的大小、部位及相关的损伤等因素。一项对于需要皮瓣覆盖的 195 例胫骨干骨折病例的多中心研究发现，对于 ASIF/OTA 分类的 C 型损伤，行旋转皮瓣后发生伤口并发症而需要手术处理的概率为行游离皮瓣的 4.3 倍。

真空辅助闭合伤口装置是一个近期的创新，它可以减轻慢性水肿，增加局部血液循环，促进肉芽组织形成，有利于伤口愈合。一些有关真空辅助闭合伤口装置在骨创伤治疗方面的报道得到普遍认同，但其有效性尚未明确。真空辅助闭合装置一般在灌洗和清创后使用，并持续使用至伤口清洁前。

四、骨损伤的治疗

完全失去软组织附着而无血供的小骨折块可以摘除。由于很难清洁干净，被异物严重污染的小骨折块也应被摘除。对是否摘除无血供的大骨折块尚存争议。一般而言，最好摘除所有无血供的骨折块，并计划行二期自体骨移植。无血供的骨折块是产生细菌黏附的根源之一，而且可能是开放性骨折发生持续感染的最常见原因。曾经有使用聚乙烯吡咯烷酮-碘、高压灭菌和氯己定-葡萄糖酸盐抗生素溶液对脱出的大段骨皮质进行实验性灭菌的报道。应用Ilizarov牵伸组织生长技术治疗大段骨缺损也有报道。对于开放性骨折的这类处置，必须用心判断。对有完整骨膜和软组织附着的小片骨折应该保留，以便作为小块植骨刺激骨折愈合。

除污染外，开放性骨折时骨膜的撕裂减少了骨骼的血供和活力，因此较闭合性骨折更难处理。通常，软组织撕脱越严重，骨折越不稳定，骨折固定就越困难。

一般来说，应该以对损伤区域的血供及其周围软组织损伤最小的方法来固定开放性骨折。对于Ⅰ型损伤，任何适合闭合性骨折的方法均可取得满意的结果。对Ⅱ型和Ⅲ型损伤的处理则存在争议，可以使用牵引、外固定、不扩髓髓内钉，偶尔采用钢板和螺丝钉。对于干骺端-骨干骨折，更倾向于用外固定，偶尔用螺丝钉行有限的内固定。对于上肢，石膏、外固定、钢板和螺丝钉固定是常用的方法。关于下肢，已经有应用髓内钉成功治疗开放性股骨干和胫骨干骨折的报道，结果显示，对Gustilo Ⅰ型、Ⅱ型和ⅢA型骨折，应使用不扩髓髓内钉。

在某地区创伤中心治疗的开放性股骨和胫骨骨折的经验也支持使用不扩髓髓内钉。对125例开放性股骨干骨折病例行扩髓或不扩髓髓内钉治疗，所有骨折均愈合，仅有5例（4%）发生感染。而对50例开放性胫骨骨折病例（Gustilo Ⅰ型3例、Ⅱ型13例、ⅢA型22例和ⅢB型12例）的治疗结果为48例（96%）获得愈合，4例（8%）发生感染，2例（4%）发生畸形愈合。其中，18例（36%）骨折需要动力加压和（或）植骨以获得愈合。对于可以救治的GustiloⅢB型、ⅢC型损伤，外固定仍然是首选的方法。外科医师对所选择的外科固定技术的熟练程度与减少血供的进一步破坏同等重要。

骨折复位和固定的方法取决于骨折部位、骨折类型、清创的效果和患者的一般状况。如果期望限制进一步的手术损伤且骨折稳定，闭合骨折可以采用骨折复位和石膏外固定技术予以治疗。石膏必须分为两半或开窗，以便观察伤口。用外固定架可以方便地评估皮肤和软组织状况，甚至适用于存在不稳定软组织的稳定骨折，如胫骨Pilon骨折。涉及肱骨、胫骨、腓骨或小骨骼的开放性骨折可以通过这种方式复位和制动。如果没有可以使用的成熟技术，骨牵引可以提供足够的稳定，对多数伤口允许足够的显露。骨折越不稳定，手术固定或分期固定就越具合理性。

涉及关节或骨骺的骨折可能需要行内固定以维持关节面和骨骺的对线。通常，克氏针或有限内固定，伴或不伴外固定均可以达到此目的，同时又不需要使用过多的内固定物。如果可能，先治疗软组织损伤并处理伤口，待软组织愈合后，再通过清洁切口行关节内骨折的切开复位和内固定。骨折固定的具体方法会在本章的后续部分进行讨论。

第四节 骨折愈合（骨再生）

尽管已有大量的临床、生物力学和实验研究探讨了众多影响骨折愈合的因素，但还没有最终定论。我们对控制骨折愈合的细胞和分子途径的理解正在深入，但尚未完善。骨折愈合可以从生物学、生物化学、力学和临床等角度加以考虑。

骨折愈合是一个复杂的过程，需要在正确的时间和地点募集合适的细胞（成纤维细胞、巨噬细胞、成软骨细胞、成骨细胞和破骨细胞）和相关基因（控制基质的生成和有机化、生长因子和表达因子）的继发表达。骨折可激发一系列炎症、修复和重塑反应，若这一复杂的相互影响的过程的每一阶段都进展顺利，则患骨将在数月内恢复其初始状态。随着骨矿化进程而逐渐增加的骨质刚度和强度使骨折部位获得稳定并使疼痛消失，骨折即达到临床愈合。当 X 光片显示骨小梁或骨皮质穿越骨折线时，骨折即达到愈合。放射性核素研究显示，在恢复无痛性功能活动和获得 X 射线检查愈合以后的很长时间内，骨折部位仍有浓聚，这提示患骨重塑过程需持续数年。

在骨折愈合的炎性阶段，创伤造成的血管破裂将形成血肿。随后，炎性细胞浸润血肿并激活坏死组织的酶解。Bolander 认为，血肿是信号分子来源，如转化生长因子-β、血小板衍化生长因子，可以激发和调控一系列促使骨折愈合的细胞反应。在创伤后 4～5 天开始的修复阶段，其特征是多潜能间质细胞浸润，此细胞可以分化为成纤维细胞、成软骨细胞、成骨细胞，并形成软骨痂。骨膜和髓腔内血管增生（血管生成）有助于引导相应的细胞进入骨折部位并促使肉芽组织床的形成。而骨痂转变为编织骨及骨矿化的过程可使新生骨质的刚度和强度增加，这标志着将持续数月甚至数年的重塑阶段的开始。最终编织骨被板层骨替代，髓腔重建，骨骼恢复至正常或接近正常的形态和力学强度。骨折愈合是一个连续的过程，每一个阶段均与后续阶段重叠。

Einhorn 描述了以部位为特征的四个不同的愈合反应：骨髓、骨皮质、骨膜和外周软组织。他认为，骨折愈合最重要的部位是骨膜，在骨膜中，定向骨原细胞和未定向的未分化间质细胞通过重演胚胎时期的膜内骨和软骨内成骨过程促使骨折愈合。骨膜反应能够迅速桥接骨骼半径长度的缝隙；此过程可被运动加强而被坚强固定抑制。同样，外周软组织反应也非常依赖于力学因素，可被坚强制动抑制。这一反应涉及快速的细胞反应和稳定骨折块的早期桥接骨痂的形成。组织形成的方式是软骨内成骨，通过未分化间质细胞募集、吸附、增殖并最终分化为成软骨细胞来完成。

在骨折愈合的复杂过程中，新骨形成的四种形式为软骨骨化、膜内成骨、相对的新骨形成和骨单位迁移（爬行替代）。新生骨的类型、数量和部位受骨折类型、间隙状况、固定强度、负荷和生物学环境的影响。研究发现，承受压力和低氧张力的细胞向成软骨细胞和软骨分化，而承受牵张应力和高氧张力的细胞则向成纤维细胞分化并产生纤维组织，表明对不成熟或未分化组织施加的应力类型可以决定新生骨的类型。

Uthoff 列举了大量影响骨折愈合的全身和局部因素，并将其分为创伤当时存在的因素、创伤造成的因素、依赖于治疗的因素和并发症相关的因素。人们发现，下列因素是骨折愈合并发症（特别是感染）的最好的预测指标：AO 骨折分类中软组织情况和创伤能量水平，体重指数不小于 40，并存疾病因素的存在（如年龄在 80 岁以上、吸烟、糖尿病、恶性疾病、肺功能不全和自身免疫缺陷）。存在上述 3 个或以上因素的患者发生感染的概率几乎是只存在 1 个因素患者的 8 倍。

我们也发现，一个患者的健康状况、生活习惯、社会经济地位、神经精神病史是开放性骨折后并发症较好的预测指标。综合考虑患者的几种变量，我们制定了非常实用的群体分类法。群体分类法能在初期评估并发症，因此，它对并发症的预测早于 Gustilo 分类法（常需要清创时才能最后确定）。作为 Gustilo 系统的补充，群体分类法还能在初次评估时决定清创后是否能够闭合创口。

一、骨移植

自体骨移植包含骨形成所需要的三个要素——骨传导性、成骨性及骨诱导性。骨传导性是指能够让骨长入的支架。骨诱导性是指诱导产生成骨细胞的能力。成骨细胞的形成也需要骨祖细胞。

自体骨移植物可从身体多部分获取。行关节融合术时移除的骨，去除所有软组织且碎成更小的小骨块后可再次使用。可以用一个碎骨机来将骨弄碎。这样就会为骨诱导增加活细胞和蛋白质的数量。

髂嵴是自体骨移植的第二常用部位。髂骨的后方能比前方提供更多的骨质，可作为碎骨或结构性骨，如自体三皮质骨移植。但是，从髂嵴处取骨常造成下列并发症：取骨区疼痛、神经瘤、骨折及异位成骨。

腓骨可以用作结构性植骨，肋骨可以用作结构性植骨或碎骨移植。胫骨也可以用作长的皮髓质结构移植，然而，由于坚强内固定及可靠的同种异体骨移植的出现，这些结构移植的应用范围正在逐渐缩小。

使用股骨钉及一个特制的钻孔/冲洗/抽吸器（reamer/irrigator/aspirator，RIA）来获取大量股骨内部的骨髓是最近一个常用的方法。开发 RIA 就是为了降低髓内压，减少钻孔时造成的脂肪栓塞。有文献记载了使用 RIA 能使髓内压明显降低及股静脉内的脂肪明显减少。在该过程中，钻出物和流出物均可获得，可以抽吸出数量可观的骨髓用来移植。根据患者及来源骨的不同，可以获取 25~90 mL 的骨质。这些骨性的碎片富含间充质干细胞。另外，上清液内也含有成纤维细胞生长因子-2、胰岛素样生长因子-β_1 及隐性的转化生长因子-β_1，但不含有骨形态生成蛋白-2。因此，骨髓是自体骨、间充质干细胞和骨生长因子的一个潜在来源。在不同位置的脊柱手术之前，采用这项技术获得的自体骨也可以用作椎骨移植物。

这项技术也会引起一些并发症。曾有报道，在供骨部位有骨折发生时，治疗过程中需要一些额外的固定。也有报道，骨皮质钻孔的地方需要预防性地置入髓内固定装置。还有因为误吸而出现明显的出血。为了避免这些问题或使这些问题降到最小，我们需要采取如下一些措施：

（1）术前对取骨区进行 X 射线摄像，评估骨的变形情况，对峡部进行测量，以决定钻孔的最大值。

(2) 进行输血以替代被吸取的血和骨髓。

(3) 当进行钻孔而无法避免不必要的出血时，抽吸装置应该被关闭。

(4) 钻孔后，对取骨区应进行详细评估，检查孔眼，如果发现一个孔眼，应该预防性地置入髓内固定装置。

(5) 术后活动时应采取一些保护措施，避免取骨区的骨折。

(6) 手术最后应该检查患者的血容量，接下来的 24 h 检查有无明显出血。

(7) 对于有代谢性骨病的患者，如骨质疏松症甚或骨量减少，都不太适合行此手术。

二、骨移植替代物

尽管自体骨（如髂嵴骨）移植依然是填充创伤、感染、肿瘤及手术所造成的骨缺损的"金标准"，但是，使用自体骨常增加手术时间和失血量，且常存在术后供区并发症（疼痛、外观上的缺陷、疲劳骨折及异位成骨）。可以用于骨移植的自体骨也十分有限。正是由于这些限制，骨移植替代物有了更大的发展。

Laurencin 等将替代材料划分为五种主要的类型：同种异体材料、以因子为基础的材料、以细胞为基础的材料、以陶瓷为基础的材料及以多聚体为基础的材料。同种异体替代物使用同种异体骨，单用或复合其他元素，能被用作结构移植物或填充移植物。以因子为基础的移植材料不仅包括天然的生长因子，也包括重组的生长因子，能单独使用或结合其他材料使用。以细胞为基础的替代物是使用细胞产生新骨。以陶瓷为基础的替代物是使用各种类型陶瓷来作为骨生长的支架。以多聚体为基础的替代物可以单独使用生物可降解多聚体，也可以复合其他材料使用。骨移植替代物有各种各样的材料，包括来自海洋的材料，如珊瑚和海绵骨架。

1. 基于同种异体的骨移植替代物

同种异体移植物能以很多形式存在，可以通过很多方法制备，包括冻干、辐照（电子束和 γ 射线）和脱钙。经冻干和辐照处理的材料能用作皮质骨的结构支撑。一些材料可以磨碎用作特殊的用途，如椎间融合器。脱钙骨基质（decalcified bone matrix, DBM）是同种异体移植物脱钙后的产物，包含骨诱导蛋白，能刺激骨形成，可做成油状、凝胶状（可注射）、糊状、粉状、敷贴状等。这些不同类型的材料可以与骨髓混合，以此来增加成骨多能细胞。不同 DBM 产品在刺激骨愈合方面有很大的差异，这可能受多种因素影响，包括移植物的来源、处理方法、形态和载体类型。矿化的同种异体移植物通常与载体混合在一起使用，如甘油、硫酸钙粉、玻璃酸钠和明胶。通过 γ 射线和环氧乙烷灭菌的 DBM 可以减少疾病传播的风险，但也可能减少产品的骨诱导活性。所有这些因素在骨活化的有效性上有明显差异。

合并严重血管或神经疾病、发热、不可控的糖尿病、严重骨退变性疾病、孕妇、高钙血症、肾衰竭、Pott 病、手术部位有骨髓炎或脓毒血症的患者，禁忌使用 DBM。

来自供体的疾病传播是非常少见的，但是有潜在的风险。同种异基因骨移植并发症还有骨诱导能力不确定、移植物的感染。即使经过严格的筛查和无菌消毒，完全清除病毒及污染的细菌也是不可能的。大的结构性异基因骨移植也增加了疾病传播的风险。也有文献报道细菌感染和乙型肝炎、丙型肝炎的感染见于接受移植患者中。DBM 传播感染的可能性更小。

2. 基于生长因子的骨移植替代物

1965年，Urist首先发现了骨形态发生蛋白（bone morphogenetic protein，BMP）。同时他发现，BMP有诱导软骨内成骨的能力。此后，很多蛋白质从这组功能蛋白中分离出来。它们是一个非常大的细胞因子族团的一部分，对多种组织的生长发育有帮助。目前使用的BMP中很多被归类为转化生长因子-β（transforming growth factor-β，TGF-β）家族。这个家族包括抑制/激活家族、苗勒管抑制物质家族和生存因子蛋白家族。TGF-β家族的很多蛋白质对成骨没有帮助，但是对其他组织的生长、调节有作用。目前，仅仅有2种蛋白质被分离、生产并运用于人类。通过重组产生的蛋白质被命名为rhBMP-2和rhBMP-7。其他BMP家族中被发现有成骨性能的是BMP-4、BMP-6和BMP-9。美国食品药品监督管理局已经允许rhBMP-2在用钛融合器进行腰椎前路融合时使用。美国食品药品监督管理局限制rhBMP-7和OP-1仅用于人道主义装置豁免下的脊柱融合翻修术。

BMP-2和BMP-7是水溶性的，需要一种载体，以使其在手术位置发挥更有效的作用。它们可以由载体提供，也可以添加到载体上。选择一种具有骨传导性的载体，骨诱导的作用会显著增强。选择载体时一定要谨慎，以防BMP的丢失。

其他蛋白质可能对骨的生长有作用，包括血小板源性生长因子（platelet-derived growth factor，PDGF）和血管内皮生长因子（vascular endothelial growth factor，VEGF）。

3. 基于细胞的骨移植替代物

细胞可以刺激种子细胞产生新生组织。目前，最常使用的以细胞为基础的移植物是自体骨髓。未来，成熟干细胞和胚胎干细胞、成体干细胞将随着移植物的使用不断发展，如骨髓间质细胞、表皮干细胞和脐带血细胞。

变性的胶原是一种骨诱导材料。这种材料的常用形式是牛（异种移植物）和人Ⅰ型胶原，常被用作BMP的载体。rhBMP-2和rhBMP-7复合骨胶原在形成肌腱和韧带胶原时可避免BMP的压缩和潜在丢失。

4. 以陶瓷为基础的骨移植替代物

陶瓷和胶原骨替代物能提供骨传导的性能，没有疾病传播的风险。可利用的陶瓷包括硫酸钙、磷酸钙和生物活性玻璃。此外，它们产生骨传导的同时可保持骨的完整性并与组织产生紧密的黏合。这种产品易碎，需要作为一种载体或保护装置（比如笼），与其他材料联合使用。磷酸钙陶瓷以多种形式存在，包括磷酸钙和人工羟基磷灰石。这些产品可以做成固体基质、油状、颗粒状。生物活性玻璃是以硅酸盐为基础的玻璃，具有生物活性，目前与聚甲基丙烯酸甲酯一起使用，可提高黏合性。如果这个产品没有进行改良或没有与强度更高的产品联用，单用此产品，就不被推荐在负重区使用。这个产品应该与DBM一起用，或作为BMP的载体使用。

5. 基于聚合物的骨移植替代物

可以用于骨移植替代物的聚合物包括天然和人工合成的聚合物，可以是降解的或非降解的。一些不能降解的天然和人工合成的聚合物由聚合物和陶瓷构成，可以用于负重区的填充。生物可降解的天然和人工合成的材料包括聚乳酸酯和聚乳酸-羟基乙酸共聚物。这些材料的可吸收性限制了其在负重区的应用。

6. 其他骨移植替代物

珊瑚羟基磷灰石是最早用作骨移植替代物使用的物质之一。它吸收缓慢，并且可以用作 BMP 的载体。这种材料具有抗压性强、抗剪切力弱的特性，这些限制了其在脊柱外科的应用。当用作填充物时，由于其吸收缓慢，骨的加压可能会导致置入物的移位。

壳聚糖和海绵状骨骼是一种非常有潜力的骨植替代物，已经证明它们有可靠的疗效。但是需紧密接触宿主骨组织以获得骨传导的作用。

三、电刺激和超声波刺激

从 20 世纪 70 年代早期起，电磁刺激就已被用来治疗骨折延迟愈合和不愈合，报道的成功率分为 64% 和 85%，但在新鲜骨折的治疗中却未被证明其有效。前瞻性双盲研究显示，电磁刺激对股和胫骨截骨术后的愈合具有促进作用，但是对其促进骨折愈合作用的细胞机制目前还不清楚。将成骨细胞暴露于电磁场中培养，发现多种生长子的分泌增加，包括 BMP-2、BMP-4、TGF-4 和 IGF-2。

尽管动物实验和临床研究已经证实超声能够促进骨折愈合，但其确切的物理机制尚未明确。低强度超声可以增加钙离子与培养的软骨和骨细胞的结合，并刺激大量参与骨折愈合过程的基因表达，包括胰岛素样生长因子和 TGF-β。在鼠模型动物实验中，超声能够增加软骨痂的形成，促使软骨内化骨的早期启动。对大鼠和兔的动物实验结果显示，应用超声治疗新鲜骨折可平均加速骨折愈合达 1.5 倍。临床研究者发现，超声可以使胫骨和桡骨骨折愈合时间缩短约 40%。另外，低强度超声对伴有糖尿病、供血不足、骨质疏松等疾病及服用激素、非甾体消炎药或钙离子通道阻滞药等药物的患者的骨折愈合也有促进作用。

四、影响骨愈合的不利因素

许多因素不利于骨的愈合。吸烟是这些因素中最值得注意的。临床和动物实验结果均已经证明，吸烟、曾经吸烟、咀嚼碎烟末均会导致骨的延迟愈合。吸烟也会导致一般伤口的延迟愈合。吸烟可使骨折愈合时间加倍并明显增加骨折不愈合的风险。非甾体消炎药（环氧化酶-1 或环氧化酶-2），如布洛芬可以延迟甚至阻滞骨的愈合过程，其影响随个体使用药物的不同而不同。喹诺酮家族抗生素也会减慢骨的愈合，尽管这些药物对深部骨感染有效。其他影响骨折愈合的因素包括缺乏负重，骨折部位肌肉收缩的刺激减少，以及患有糖尿病等并存病，等等。

第二章

脱位

第一节 胸锁关节脱位

胸锁关节脱位较为少见。按损伤性质,可分为急性和慢性胸锁关节脱位;按脱位程度,分为半脱位和全脱位;按锁骨内端脱出方向,分为前脱位和后脱位。胸锁关节脱位并不常见,仅占肩胸部脱位总数的1%,其中胸锁关节前脱位较多,后脱位罕见。随着交通事故的增多,其发病率逐渐增加。

一、解剖

胸锁关节是由锁骨内端与胸骨柄的锁骨切迹与第1肋骨间所构成(图2-1),系双摩动关节,它被关节囊和韧带围绕固定,前后还有肌肉加强,稳定度高,故不易脱位。胸锁关节是肩带与躯干相连接的唯一关节,肩肱关节无论向何方向运动,均需要胸锁关节和肩锁关节的协同。锁骨内侧端的大小与胸骨柄的锁骨切迹不匹配,锁骨关节面一半以上位于胸骨的上方,使该关节存在不稳定因素,但是由于胸锁关节前韧带和关节囊内关节盘可以防止锁骨向前、向上脱位,后韧带、锁骨间韧带及肋锁韧带可防止锁骨向后脱位,胸锁乳突肌和胸大肌对该关节亦有稳定作用,因此胸锁关节脱位在临床上较为少见。

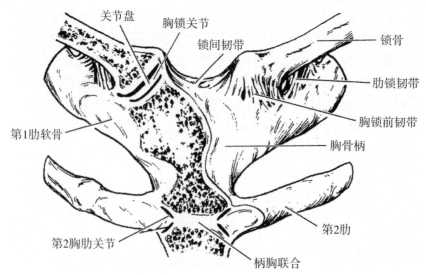

图 2-1 胸锁关节解剖

二、病因病机与病理

1. 病因病机

（1）直接暴力。暴力直接冲击锁骨内端，使其向后、向下脱出，形成胸锁关节后脱位。

（2）间接暴力。暴力作用于肩部，使肩部急骤地向后、向下用力，在锁骨内端与第1肋上缘支点的杠杆作用下，可引起锁骨内端向前向上脱出，形成胸锁关节前脱位。胸锁关节脱位以间接暴力为主。

（3）持续劳损。劳动和运动中，经常地使锁骨过度外展，胸锁韧带受到一种慢性的强力拉伤，在轻微暴力作用下，胸锁关节逐渐形成慢性外伤性脱位。

2. 病理变化

胸锁关节脱位的病理变化是关节移位，关节囊和胸锁韧带的撕裂。严重者，肋锁韧带发生撕裂。严重的后脱位，可压迫纵隔内重要脏器，引起呼吸困难、咽下不便和颈部血管受压等症状。

三、临床分型

胸锁关节脱位主要以Rockwood分型为标准，可分为两种类型：①前脱位，这是最常见的类型，锁骨近端脱位于胸骨柄前缘的前方或前上方；②后脱位，较少见，锁骨近端脱位于胸骨柄后缘的后方或后上方。具体如图2-2所示。

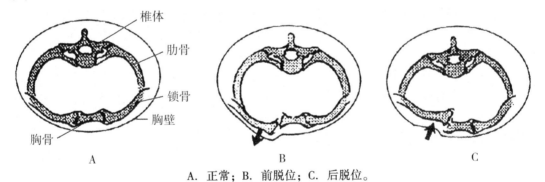

A. 正常；B. 前脱位；C. 后脱位。

图2-2 胸锁关节脱位的Rockwood分型

四、临床表现

有明显外伤史，伤后胸锁关节部位畸形、疼痛、肿胀或有瘀斑。发生前脱位时，关节局部出现高突；后脱位则关节局部空虚凹陷。后脱位时，若锁骨头压迫气管和食管，可产生窒息感和吞咽困难，若刺破肺尖可产生皮下气肿，触诊时胸锁关节部空虚。若属慢性损伤而引起脱位者，关节会出现高突疼痛，但常无明显的外伤史。

五、辅助检查

1. X 射线检查

摄 X 光片可明确诊断和确定有无合并骨折。最好拍摄斜位或侧位 X 光片，胸部正位 X 光片常漏诊。

2. CT 检查

常规做 CT 平扫，同时可了解有无并发症。

六、诊断与鉴别诊断

1. 诊断

患者有明显外伤史，伤后局部疼痛肿胀，交叉外展或同侧压迫时加重，同侧上肢活动受限，以托住患侧上肢、头偏向脱位侧来减轻疼痛。前脱位患者的胸锁关节处有前凸畸形，可触及向前脱位的锁骨头；后脱位患者，可触及胸锁关节前侧有空虚感，但视诊时可因软组织肿胀而无凹陷。

2. 鉴别诊断

（1）锁骨骨折。两者有相似的受伤机制，均有疼痛、肿胀、活动受限。胸锁关节脱位两侧胸锁关节明显不对称，可有异常活动，锁骨内端可突出或空虚；而锁骨骨折可扪及骨擦音和骨擦感，在外观上锁骨有明显的台阶现象，X 光片显示明显的锁骨骨折线，以此鉴别。

（2）骨质疏松症胸锁关节疼痛。两者有相似的疼痛症状，骨质疏松症可引发胸锁关节疼痛，对于年长者尤其更年期女性患者较为明显。此外，骨质疏松症为慢性疾病，而胸锁关节脱位属于急性损伤，有明确外伤史。

（3）强直性脊柱炎胸锁关节疼痛。强直性脊柱炎可引发胸锁关节疼痛，但患者多较为年轻。强直性脊柱炎为慢性疾病，而胸锁关节脱位属于急性损伤，有明确外伤史。强直性脊柱炎为持续性疼痛，且疼痛可发生于全身多个关节；锁骨头未扪及明显的凸起或空虚感；HLT-B27 实验室检查多为阳性。

七、治疗

对于轻度损伤，主要是对症处理。上肢做三角巾悬吊，最初 24～36 h 局部用冰袋冷敷，以后改用热敷，4～5 天逐渐实施练功活动，一般 10～14 天可恢复。

1. 手法复位

（1）急性胸锁关节脱位。应采用高度后伸外旋及轻度外展关节的方法来修复脱位，即与锁骨骨折的方法基本相同。①前脱位，操作简便，即将肩关节向上、后、外方推动，一人推挤其高突的锁骨远端，使之复位；②后脱位，大部分后脱位都可采用闭合复位。局部麻醉后患者仰卧，将沙袋垫于两肩胛骨之间，患者上臂悬于床外，由助手向下牵拉，术者双手捏住锁骨，将锁骨的内侧端向上、前、外牵拉，关节复位时可听到响声，而且立即能触及锁骨内侧。复位后肩部做"8"字形石膏绷带固定，6 周后拆除。如手法复位不成功，可用毛巾钳夹住锁骨近端向前牵引复位。

（2）慢性外伤性胸锁关节脱位。慢性损伤者或一次性急性损伤者，没有明显症状，运动功能基本良好，或仅阴天或劳动后始有不适。疼痛严重者，可用泼尼松加普鲁卡因局部封闭治疗，不需手法整复，效果良好。对于症状显著，运动功能丧失者，应采取上述手法修复。

2. 固定

用双圈固定两侧肩关节，与锁骨骨折固定方法相同。或将上肢屈肘90°，用三角巾绕颈悬吊于胸前。固定4周左右。胸锁关节脱位整复容易，保持复位困难，除去固定后往往仍有半脱位，但对功能无大妨碍。

3. 辨证施治

初期肩部肿胀疼痛，宜活血祛瘀消肿镇痛，舒筋活血汤内服。中期肿痛减轻，宜舒筋活血、强壮筋骨，以壮筋养血汤内服。后期症状近乎消失，宜补肝肾、舒筋活络，以补肾壮筋汤加减内服。损伤后期，关节功能障碍者，以损伤洗方熏洗。

4. 手术疗法

手术疗法适用于创伤性胸锁关节完全脱位，闭合方法无法复位，或复位后无法维持固定者；后脱位压迫胸骨后方重要组织器官导致呼吸困难、声嘶及大血管功能障碍等严重并发症者；非手术治疗后发生习惯性脱位、持续性疼痛并致功能障碍者；存在小片骨折，复位后不易维持关节对合关系者。

采取手术切开复位内固定，以克氏针暂时固定，待韧带关节囊修复后，再拔除钢针，克氏针固定有移位的风险；也可使用缝合锚钉或强力线缝合固定。陈旧性脱位无功能障碍且疼痛不严重者，不主张手术治疗。若须手术治疗，则采用锁骨内端切除术等。

八、并发症

胸锁关节后脱位常伴有严重的并发症，包括臂丛神经压迫、血管受压、气胸、呼吸窘迫、吞咽困难、声音嘶哑、胸廓出口综合征、锁骨下动脉受压，甚至劳力性呼吸困难和气管食管瘘形成致命性的败血症。

九、功能锻炼与预后

1. 功能锻炼

初期注意活动患肢关节，多做指、腕、肘关节的屈伸活动，以促进气血流畅。中后期或解除固定后，逐渐以"上提下按""前俯分掌"等动作锻炼其功能，促进损伤关节的功能恢复。

2. 预后

以往对于胸锁关节脱位多采取非手术治疗，或采用锁骨内端切除治疗，但由于关节脱位后关节囊及周边的重要韧带均受到不同程度的损害，复位后关节非常不稳定，再加上锁骨被强有力的胸大肌、胸锁乳突肌和斜方肌附着，肌肉的收缩很容易导致关节的再脱位。因此，对于年轻或要求有一定活动能力的患者，均建议手术治疗。

第二节　肩锁关节脱位

肩锁关节脱位是肩部常见损伤之一，多由直接暴力所致，肩锁关节脱位约占肩部损伤的12%。因为许多轻度损伤的患者没有寻求医治，所以其实际发病率可能被低估。男性的发病率是女性的5～10倍。肩锁关节不完全损伤大约是完全损伤的2倍。在美国，这些病例主要是参加体育运动的年轻人，美式足球运动员常见此类损伤。在其他发达国家，则常见于橄榄球、足球运动员等。中国以骑摩托车、自行车摔倒者较常见。

一、解剖

肩锁关节是由肩峰与锁骨外端构成的一个平面关节，由关节囊、肩锁韧带、三角肌、斜方肌和喙锁韧带等维持关节的稳定（图2-3）。特别是喙锁韧带对稳定肩锁关节有特殊的重要作用。当肩部承受暴力时，喙肩韧带断裂，使锁骨至肩峰处分离，向后向上移位，称为肩锁关节脱位。

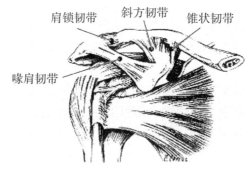

图2-3　肩锁关节周围结构

二、病因病机

肩锁关节脱位多由直接暴力所致。当肩关节处于外展、内旋位时，外力直接作用在肩顶部，由上向下冲击肩峰，均可造成脱位。其中间接暴力所致者，多由上肢向下过度牵拉引起。

半脱位时仅肩锁关节囊和肩锁韧带撕裂，锁骨外侧端由于喙锁韧带的限制作用，仅有限度地向上移位；全脱位时，喙锁韧带亦撕裂，锁骨与肩峰完全分离，并显著向上移位，严重影响上肢功能（图2-4）。

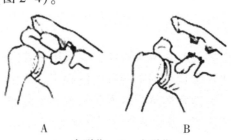

A. 半脱位；B. 全脱位。
图2-4　肩锁关节脱位

三、临床分型

肩部损伤轻者，仅是关节囊撕裂。重者，肩锁韧带、喙锁韧带等断裂，锁骨外端向上翘起移位或向上略向后方翘起，移位较为严重。

1. Tossy 分类

肩锁关节脱位习用 Tossy 分类，分为 3 级：Ⅰ 级，肩锁关节损伤；Ⅱ 级，肩锁关节半脱位（有关节囊、肩锁韧带、喙锁韧带损伤）；Ⅲ 级，肩锁韧带与喙锁韧带全断裂，肩锁关节全脱位。

2. Rockwood 分型

目前多采用改良的肩锁关节损伤的 Rockwood 分型（图 2-5）。

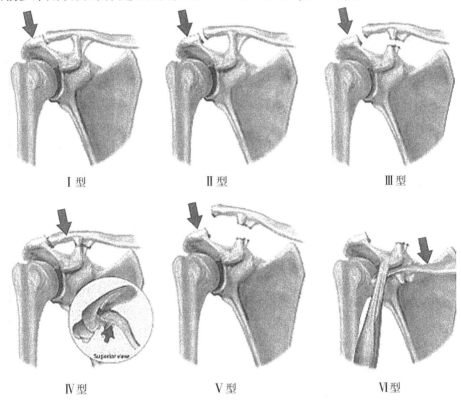

图 2-5 肩锁关节脱位 Rockwood 分型

（1）Ⅰ 型。肩锁韧带挫伤，肩锁关节、喙锁韧带、三角肌及斜方肌均完整。

（2）Ⅱ 型。肩锁韧带断裂，肩锁关节增宽（与正常肩关节相比可以是轻微的垂直分离），喙锁韧带挫伤，三角肌和斜方肌完整。

（3）Ⅲ 型。肩锁韧带断裂，肩锁关节脱位和肩部整体向下移位，喙锁韧带断裂，喙锁间隙比正常肩关节增大 25%～100%，三角肌和斜方肌通常从锁骨的远端分离。

（4）Ⅳ 型。喙锁韧带断裂，肩锁关节脱位和锁骨在解剖学上向后移位进入或穿过斜方肌，喙锁韧带完全断裂，喙锁间隙可移位，但肩关节也可正常，三角肌和斜方肌从锁骨的远端分离。

(5) Ⅴ型。肩锁韧带断裂，喙锁韧带断裂，肩锁关节脱位及锁骨与肩胛骨明显不平，三角肌和斜方肌通常从锁骨的远侧1/2分离。

(6) Ⅵ型。肩锁韧带断裂，在喙突下型喙锁韧带断裂及在肩峰下型喙锁韧带完整，肩锁关节脱位和锁骨向下移位到肩峰或喙突，与在喙突下型中喙锁间隙相反（如锁骨在喙突下），或在肩峰下型中喙锁间隙减小（如锁骨在肩峰下），三角肌和斜方肌通常从锁骨的远端分离。

四、临床表现

(1) 有明显外伤史。

(2) 伤后局部疼痛、压痛、肿胀。半脱位者，锁骨外侧端向上移位，肩峰与锁骨不在同一水平面上，可触及高低不平的肩锁关节。双侧对比，被动活动时患侧锁骨外侧端活动范围增加，肩关节功能障碍。全脱位者，锁骨外侧端隆起，畸形明显，患侧上肢外展、上举活动困难。检查时，肩锁关节处可摸到一凹陷沟，局部按压有明显弹跳征，如按琴键。

五、辅助检查

1. X射线检查

疼痛部位单一准确，急性肩锁关节损伤的诊断相对容易。按琴征阳性。肩锁关节X光片检查包括双侧肩锁关节前后位片、Zanca斜位片及腋位片，特殊情况时可摄应力X光片。

2. CT检查

Ⅳ型损伤时做CT检查可以更好地显示锁骨远端后移的程度。损伤后期，部分病例伴有肩锁关节慢性疼痛及不适，其原因并不十分清楚。在一些有症状的陈旧性肩锁关节脱位的患者中，从X光片上往往可看到锁骨远端骨吸收及囊性变。在手术中常常可看到关节软骨盘及锁骨远端的退行性改变，可能是高级别损伤疼痛的原因。

3. MRI检查

可能会对鉴别症状的原因有帮助。

六、诊断与鉴别诊断

1. 诊断

(1) 有外伤史。

(2) 肩部局部肿胀疼痛，伤肢外展、上举活动困难，锁骨外端高起，双侧对比明显，肩锁关节处可摸到一凹陷，可触到肩锁关节松动，上下活动范围增加。当托起肘关节，并将锁骨下压时畸形可以消失，去除对抗力时畸形再现，即按琴征阳性。

(3) 肩锁关节脱位患者可做左右肩关节前后位X光片对照，如患者站立，双手分别提约5 kg重物摄片，肩峰与锁骨距离增大即为脱位。射线向上成10°～15°位拍摄X光片，可更明确肩峰与锁骨远端间距离。

2. 鉴别诊断

（1）肩关节前脱位。受伤机制与本病相近，临床均表现为肩部肿痛、活动受限，但肩关节前脱位在体征有方肩畸形，可扪及异位肱骨头，肩关节弹性固定。

（2）肱骨外科颈骨折。受伤机制、临床症状及体征均相似，但肱骨外科颈骨折肿胀及瘀斑较明显，胸肋部外侧上端环形压痛，可有异常活动，X 光片见骨折线位于肱骨外科颈。

（3）肩峰骨折。两者均为肩部肿痛，但肩峰骨折压痛点位于肩峰部，被动外展时可有一定的活动度，X 光片显示肩峰骨折线。

（4）锁骨骨折。容易与锁骨骨折尤其锁骨中、外 1/3 处骨折混淆。两者均有疼痛、肿胀、活动受限。锁骨骨折在锁骨处可有骨擦感，锁骨可有明显台阶现象，X 射线检查可明确诊断。

七、治疗

肩锁关节脱位的治疗思路建立在脱位的分型的基础上。肩锁关节脱位手法整复较容易，但维持其对位困难。Rockwood 分型Ⅰ～Ⅲ型，目前多主张非手术治疗，Ⅲ型非手术治疗失败后可采用手术治疗；Rockwood 分型Ⅳ型以上者，建议采用手术治疗。

1. 手法复位

患者取坐位，患侧肘关节屈曲 90°。操作者一只手将肘关节向上托，另一只手将锁骨外侧端向下压，肩锁关节即可得到复位。

2. 固定

（1）胶布固定法。复位后，屈肘 90°，将高低纸压垫置于肩锁关节前上方，另取 3 个棉垫，分别置于肩锁关节、肘关节背侧及腋窝部，然后用 3～5 cm 的宽胶布，自患侧胸锁关节下，经锁骨上窝斜向肩锁关节处，顺上臂向下绕过肘关节背侧反折，沿上臂向上，再经过肩锁关节处，拉向同侧肩胛下角内侧固定，亦可取另一条宽胶布重复固定 1 次。固定时，术者两手始终保持纵向挤压力，助手将胶布拉紧固定。

（2）"∞"字绷带固定。临床上有传统斜"∞"字绷带固定、双"∞"字绷带固定两种方法。

（3）各式肩肘腋带法外固定法。如 Kenny-Howard 固定带固定法。

（4）其他。Zero 位固定方式，另外亦可用各种压迫带法固定。其目的是压迫锁骨远端向下，推动肘部向上，以使脱位复位，并维持之，直至破损的关节囊及肩锁韧带愈合。固定时间为 5～6 周。

3. 辨证施治

初期肩部肿胀、疼痛，宜活血祛瘀消肿镇痛，以舒筋活血汤内服。中期肿痛减轻，宜舒筋活血、强壮筋骨，以壮筋养血汤内服。后期症状近消失，宜补肝肾、舒筋活络，以补肾壮筋汤加减内服。损伤后期，关节功能障碍者，以损伤洗方熏洗，可配合按摩推拿治疗。

4. 手术治疗

肩锁关节全脱位，若外固定不能维持其对位者，多采用手术切开复位内固定，如克氏针张力带、锁骨钩钢板、强力线或锚钉等修复、加强或重建喙锁韧带等。

陈旧性肩锁关节脱位，若仅有脱位，无明显功能障碍和症状者，则无须治疗。有明显疼痛及功能障碍者，则考虑手术治疗，手术方法较多。

八、并发症

（1）非手术治疗有压疮及神经血管损伤等并发症，多见于压迫力过大及随访不及时。

（2）手术病例的术后并发症也较常见，肩锁关节骨性关节炎最常见；其他较常见的是锁骨远端骨溶解及局部疼痛综合征；术后浅表伤口感染，但是大多数感染通过非手术治疗能控制。深部感染的治疗需要去除内植物及清创等，往往伴随着重建失败及功能差。目前各种应后治疗技术后发生失败少见，但是复位丧失和再脱位仍存在；完全再移位往往与残留症状有关。另外，所有手术都有内固定物失效的风险。例如，克氏针固定等有内固定物迁移的可能。

（3）其他并发症有迟发神经血管损伤、喙锁间隙骨化等。

九、功能锻炼与预后

1. 功能锻炼

固定期间做腕指关节活动，固定5～6周开始主动活动肩关节。先做肩关节的前屈后伸活动，逐渐做外旋、内旋、外展及上举等动作，如上提下按、双手托天、前俯分掌等。活动范围由小到大，用力逐渐加强，切不可粗暴地进行被动手法活动，可用转手法按摩。

2. 预后

肩锁关节脱位是临床常见损伤，全脱位的治疗要达到良好效果较为困难。目前临床常用的手术及非手术治疗方法都因存在着许多不利因素，难以达到理想效果。

手术治疗适合重度脱位的患者。手术治疗的最大优势是手术方式的多样性及急性期护理较方便，其缺点是失败率极高，需二次手术取出内固定物。手术治疗后由于其固定的稳定性不足或者设计缺陷，术后的满意率差别也很大。

非手术治疗适合中轻度脱位患者，因条件限制不能手术的患者，或手术后失败通过非手术外固定保护可补救的患者。非手术治疗的优势在于固定方式的多样性，其缺点是对重度脱位效果欠佳，并且急性期护理不便，患者的依从性与效果密切相关。

第三节　肩关节脱位

肩关节脱位，亦称为肩肱关节脱位。肩关节脱位是骨科常见病、多发病之一，占全身关节脱位的4%以上，多发生于青壮年，男性多于女性。肩关节脱位以前脱位最常见，后脱位只占全部肩关节脱位的1%～4%。

一、解剖

肩部关节由肩肱关节、肩锁关节、胸锁关节及肩胛胸壁关节组成（图2-6）。肩肱关节即狭义肩关节，是人体最灵活的关节。由肱骨头与肩胛盂构成的杵臼关节，由于头大盂小，仅以肱骨头部分关节面与肩胛盂接触，周围关节囊较松弛使肩肱关节有较大的活动度，盂周有纤维软骨构成的盂唇围绕，加强关节的稳定性。肩肱关节的稳定还通过喙肩韧带、喙肱韧带、盂肱韧带和周围的肌肉肌腱增强。肩关节有丰富的滑膜囊，其中肩峰下滑囊在临床上意义最大，此滑膜囊紧密地连于肱骨大结节和肌腱袖的上外侧，其顶部与肩峰和喙肩韧带下面相接。肩部周围的肌肉有内外两层，外层为三角肌和大圆肌，内层为肌腱袖。肩峰下囊介于两层之间，以保证肱骨大结节顺利地通过肩峰下方进行外展活动。

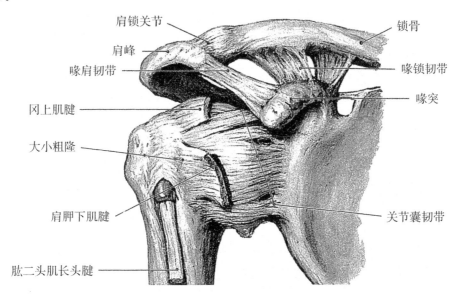

图 2-6　肩关节周围结构

二、病因病机

1. 肩关节前脱位

新鲜性、外伤性肩关节前脱位，多由间接暴力引起，极少数为直接暴力所致。患者侧向跌倒，上肢呈高度外展、外旋位，手掌或肘部着地，地面的反作用力由下向上，经手掌沿肱骨纵轴传递到肱骨头，肱骨头向肩胛下肌与大圆肌的薄弱部分冲击，将关节囊的前下部顶破而脱出，加之喙肱肌、冈上肌等的痉挛，将肱骨头拉至喙突下凹陷处，形成喙突下脱位。若外力继续作用，肱骨头可被推至锁骨下部，形成锁骨下脱位。若暴力强大，则肱骨头可冲破肋间进入胸腔，形成胸腔内脱位。跌倒时，上肢过度上举、外旋、外展，肱骨外科颈受到肩峰冲击两成为杠杆的支点，由于杠杆的作用，迫使肱骨头向前下部滑脱，造成盂下脱位，但往往因胸大肌和肩胛下肌的牵拉而滑至肩前部，转为喙突下脱位。偶因直接打击或冲撞肩关节后部，外力迫使肱骨头向前脱出，发生前脱位。

肩关节脱位的主要病理改变是关节囊撕裂和肱骨头移位。关节囊的破裂多在关节盂的前下缘或下缘，少数从关节囊附着处撕裂，甚至将纤维软骨唇或骨性盂缘一并撕裂；或在脱位时，肱骨头后侧遭到关节盂前线的挤压或冲击，发生肱骨头后外侧凹陷性骨折。由于肩袖、肩胛下肌腱及肱二头肌长头腱与关节囊紧密相连，这些肌腱可能与关节囊同时撕裂或撕脱，有时肱二头肌长腱可从结节间沟中滑至肱骨头的后侧，妨碍肱骨头的复位。肩关节前脱位伴有肱骨大结节撕脱骨折较为常见，占 30%～40%，被撕脱的大结节骨块，多数仍以骨膜与骨干相连，向上移位较少，往往随肱骨头回归原位而得到复位。仅有少数大结节骨块与骨干完全分离，被冈上肌拉至肩峰下，手法复位则又不易成功。当肩关节在外展、外旋位置时，因肱骨头后侧的凹陷，肱骨头有向前移位的倾向，易发生再脱位。肩关节前脱位合并腋神经、臂丛神经被牵拉或被肱骨头压迫损伤者少见。合并血管损伤者更为少见，但伴有血管硬化的老年患者，可因肱骨头挫伤腋动脉而形成动脉栓塞，出现患肢发凉、桡动脉搏动消失等供血不足的现象，应及时做血管探查，否则可发生肢体坏死，这一点应引起警惕。

2. 陈旧性肩关节前脱位

肩关节脱位，因处理不及时或不当，超过 3 周者为陈旧性脱位。其主要病理变化是关节周围和关节腔内血肿机化，大量纤维性瘢痕结缔组织充满关节腔内外，形成坚硬的实质性纤维结节，并与关节盂和肩袖（冈上、冈下、小圆肌）和三角肌紧密粘连，将肱骨头固定在脱位后的部位；关节囊的破裂口，被瘢痕组织封闭，并与肌肉组织粘连，增加了肱骨头回纳原位的困难；挛缩的三角肌、肩胛下肌、背阔肌、大圆肌及胸大肌亦阻碍肱骨头复位；合并肱骨大结节骨折者，骨块畸形愈合，大量骨痂引起关节周围骨化，关节复位更加不易。

3. 习惯性肩关节前脱位

习惯性肩关节前脱位较为常见，多发于青年人。其原因是多方面的，其中有先天性肩关节发育不良或缺陷，如肱骨头发育不良，关节盂前缘缺损及关节囊前壁薄弱、松弛，或由首次脱位时治疗不当所致。这些因素是互相联系、互相影响的，而外伤是本病的主要原因。习惯性肩关节脱位的主要病理改变是关节囊前壁撕破，关节盂或盂缘撕脱及肱骨头后侧凹陷性骨折。由于处理不当，以上组织未得到整复，发生畸形愈合，即可发生再脱位。盂唇前缘撕脱与肱骨头后侧塌陷亦是发生第二次或多次脱位的可能原因。在肩关节外旋 50°～70°的正位 X 光片上，可以看到肱骨头的缺损阴影。在以上病理改变的基础上，当肩关节遭到轻微外力，即可发生脱位，如做乘车时拉扶手、穿衣时伸手入袖、举臂挂衣或打哈欠等动作，肱骨头均有可能滑出关节盂而发生肩关节脱位。

4. 肩关节后脱位

肩关节后脱位极少见，可由间接暴力或直接暴力所致，以后者居多。暴力直接从前方损伤肩关节、癫痫发作或电抽搐治疗的强力肌痉挛等，均可引起后脱位。当肩关节前面受到直接冲击力，肱骨头可因过度内收、内旋冲破关节囊后壁，滑入肩胛冈下，形成后脱位；或间接暴力，跌倒时手掌着地，肱骨头极度内旋，地面的反作用力继续向上传导，也可使肱骨头向后脱出。

肩关节后脱位的病理变化主要是关节囊和关节盂后缘撕脱，有时伴有关节盂后缘撕脱骨折及肱骨头前内侧压缩性骨折，肱骨头移位于关节盂后，停留在肩峰下或肩胛冈下。

三、临床分型

1. 肩关节前脱位分型

肩关节前脱位分型为：①喙突下；②肩盂下；③锁骨下；④胸腔内。

2. 肩关节后脱位

目前存在几种分型系统来描述肩关节后脱位，但是尚未建立一个明确的分型标准。

四、临床表现

肩关节脱位，有其特殊的典型体征。受伤后，局部疼痛、肿胀，肩部活动障碍。伴有骨折时，则疼痛、肿胀更甚。

1. 新鲜前脱位

患者常以健侧手托患侧前臂，紧贴于胸壁，以减轻肩部活动引起的疼痛，患肩往往因失去圆形膨隆外形，肩峰显著突出，形成典型的"方肩"畸形。检查时，三角肌下有空虚感，在正常位置不能扪及肱骨头，旋转肱骨干时可在腋窝或喙突下或锁骨下扪及肱骨头。伤臂处于 20°～30°。伤肩外展位，并呈弹性固定。搭肩试验（Duga 征）及直尺试验阳性。测量肩峰到肱骨外上髁长度时，患肢短于健肢（若盂下脱位，则长于健肢）。肩部正位和穿胸侧位 X 射线摄片可确定诊断，并可了解是否有骨折发生。

2. 陈旧性肩关节脱位

以往有外伤史，患侧三角肌萎缩，"方肩"畸形更加明显，在盂下、喙突下或锁骨下可摸到肱骨头，肩关节的各方向运动均有不同程度的受限。搭肩试验、直尺试验阳性。

3. 习惯性肩关节脱位

有多次脱位历史，多发生于 20～40 岁，脱位时，疼痛多不剧烈，但肩关节活动仍有障碍，久而可导致肩部周围肌肉发生萎缩，当肩关节外展、外旋和后伸时，可以诱发再脱位。X 射线摄片检查，拍摄肩后前位及上臂 60°～70°内旋位或上臂 50°～70°外旋位，可明确肱骨头后侧是否有缺损。

4. 有并发症时的临床表现

（1）肱骨大结节骨折。除肩关节脱位一般症状外，往往疼痛、肿胀较严重，可在肱骨头处扪及骨碎片及骨擦音。

（2）冈上肌肌腱断裂。在脱位时，往往因肩关节活动障碍而无法发现冈上肌肌腱断裂，只是在解除外固定后，患肩不能主动外展，但在帮助下，外展 60°左右后，患肩又可继续上举，这一特殊体征是其特点，有助于诊断。

（3）肱二头肌长腱撕脱。临床上往往无明显症状，只是在整复脱位时，有软组织嵌插于关节盂与肱骨头之间而妨碍复位。

（4）血管、神经损伤。较容易遭受牵拉伤的是腋神经，损伤后，三角肌瘫痪，肩部前外、后侧的皮肤感觉消失。血管损伤则极少见，损伤后前臂及手部发冷和发绀，桡动脉搏动持续减弱或消失。

（5）肱骨外科颈骨折。合并肱骨外科颈骨折时，疼痛、肿胀更为严重。X 射线摄片检查有助于明确诊断及了解骨折移位情况。

（6）肱骨头压缩骨折。合并肱骨头压缩骨折时，局部疼痛、肿胀较严重，明确诊断主要靠 X 射线摄片检查。

5. 后脱位

后脱位的临床症状不如前脱位明显，外观畸形亦不典型，主要临床表现为有肩部前方暴力作用的病史，喙突突出明显，肩前部塌陷扁平，可在肩胛冈下后方触到突出的肱骨头，上臂呈现轻度外展及明显内旋畸形。X 射线摄片：①拍摄肩部腋位或头足位 X 光片，可以明确显示肱骨头向后脱位；②拍摄肩部前后位 X 光片，应注意因有时肱骨头刚好落在关节盂后方，又未显示重叠阴影，易延误诊断。

五、辅助检查

1. X 射线检查

大多数肩关节脱位可经正位 X 光片可发现，但临床诊断和治疗常需观察肱骨头与关节盂的前后关系。穿胸位投摄可以提供肩关节关节盂的斜位像，标准体位的穿胸位肱骨头应该投影于前胸壁和胸椎之间，但一方面，肱骨头仍然与主动脉弓、肺门等组织有重叠，关节盂显示不清，不能理想地显示关节脱位情况；另一方面，摆放体位时，患者因疼痛配合起来较困难，部分患者根本不能配合检查。肩关节"Y"字形位又称为经肩胛骨位，切线侧位，该体位使肩胛骨与探测器垂直且避开了胸廓的重叠，肩胛骨呈标准侧位时，肱骨头中心重叠在肩胛骨"Y"字交叉点，肱骨头前脱位时，偏离"Y"字交叉点向肋骨侧移位，与部分肋骨略有重叠，后脱位时则向反侧移位，直观地提供了前后脱位的 X 光片诊断，减少了漏诊误诊。肩关节"Y"字形位在关节脱位及观察肩部外伤骨折上比穿胸位更有价值，给临床提供了直观的 X 射线影像。

2. 其他检查

怀疑存在肩关节后脱位时，建议做肩关节重建 CT 扫描；怀疑合并肩袖损伤时，做肩关节 MRI 检查。

六、诊断与鉴别诊断

1. 诊断

（1）病史，如上肢曾向外过度伸展或旋转，摔倒时用手撑地，等等。

（2）症状，以肩部疼痛、肿胀和活动障碍为主。

（3）体征。①特殊姿势，如用健侧手托着病侧的手臂，头向病侧的手臂倾斜；②杜加征阳性，即病侧的肘部贴近胸壁时病侧的手无法触及对侧的肩膀，或是病侧的手可触及对侧肩但肘部无法贴近胸壁。

（4）影像学检查。①X 射线检查，除肩关节脱位之外，此检查可明确是否存在骨折，可作为首选检查；②CT 检查，可直观显示肩关节脱位的方向。

2. 鉴别诊断

本病需与肩周炎进行鉴别。肩周炎与肩关节脱位均有肩部的剧烈疼痛和肩关节功能明显受限。但肩周炎是一种慢性的肩部软组织的退行性炎症，早期以剧烈疼痛为主，中晚期以功能障碍为主。而肩关节脱位则多有急性损伤史，如过力或突发暴力的牵拉及冲撞，跌倒时手掌和肘部着地，突然的暴力沿肱骨向上冲击，使肱骨头脱离关节盂。

肩锁关节脱位患者可做左右肩关节前后位 X 光片对照，如患者站立，双手分别提约 5 kg 重物摄片，肩峰与锁骨距离增大即为脱位。射线向上成 10°～15°位拍摄 X 片可更明确是否存在肩锁关节脱位。

七、治疗

1. 手法复位

1）新鲜肩关节脱位。

新鲜肩关节脱位应争取早期手法复位，因早期局部瘀肿、疼痛与肌肉痉挛较轻，不需麻醉，给予镇痛药物即可施行复位，复位容易成功。脱位超过 24 h 者常选用血肿内麻醉，局部亦可先用中药热敷或配合手法按摩，以松解肌肉紧张。

（1）手牵足蹬法（图 2-7）。此法在临床上最为常用。具体操作方法如下：患者仰卧于床上，用拳大的软布垫于患侧腋下，以保护软组织，也可不用。医者立于患侧，用两手握住患肢腕部，并用近于患者的一足抵于腋窝内，即右侧脱位术者用右足，左侧用左足。在肩外旋、稍外展位置沿患肢纵轴方向用力缓慢拔伸，继而徐徐将患肢内收、内旋，利用足跟为支点的杠杆作用，将肱骨头挤入关节盂内，当有入臼声响，复位即告成功。在足蹬时，不可使用暴力，以免引起腋窝血管神经损伤。若用此法而肱骨头尚未复位，可能系肱二头肌长头腱阻碍，可将患肢进行内、外旋转，使肱骨头绕过肱二头肌长头腱，然后再按上述进行复位。

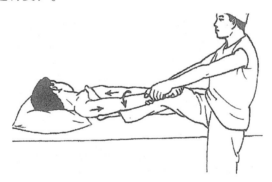

图 2-7 手牵足蹬法

（2）椅背整复法。蔺道人在《仙授理伤续断秘方》中首次描述了应用椅背作为杠杆支点整复肩关节脱位的方法。书中载："凡肩胛骨出，相度如何整，用椅挡圈住胁，仍以软衣被盛簟，使人一捉定，两人拔伸，却坠下手腕，又着曲着手腕，绢片缚之。"此法是让患者坐在靠背椅上，把患肢放在椅背上外侧，腋肱紧靠椅背，用衣服（或大卷脱脂棉）垫于腋部，避免损伤，然后一人扶住患者和椅背，医者握住患肢，先外展、外旋拔伸牵引，再慢慢内收将患肢下垂，然后内旋屈肘复位，用绷带固定。

（3）拔伸托入法（图 2-8）。此法患者坐位，医者站于患肩外侧，以两手拇指压其肩峰，其余手指插入腋窝把住肱骨上端内侧（亦可左侧脱位，医者右手握拳穿过腋下部，用手腕提托肱骨头；右侧脱位，术者用左手腕提托）。第一助手站于患者健侧肩后，两手斜行环抱固定患者，第二助手握患侧肘部，一只手握腕上部，外展外旋患肢，由轻而重地向前外下方做拔伸牵引。与此同时，医者插入腋窝的手将肱骨头向外上方钩托，第二助手逐渐将患肢向内收、内旋位继续拔伸，直至肱骨头有回纳感觉，复位即告成功。

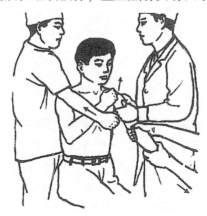

图 2-8　拔伸托入法

（4）肩头顶推法。此法为在缺少助手的情况下，一人独自完成的方法。患者站立，医者立于患者前，先双手握住患侧前臂及肘上部，略将身下蹲，把肩头置于患者患侧腋下，左侧用左肩，右侧用右肩，待肩头顶牢后术者慢慢将身立起，嘱患者放松并随力将身俯靠于医者之肩背。患者自身重力使医者的肩头产生很大的推顶力，加上医者握住患者前臂与肘上部对肩关节形成的合力，就能使脱位的肩关节得到整复。

（5）膝顶推拉法（图 2-9）。让患者坐于凳上，医者与患者同一方向立于患侧。以左侧脱位为例，医者左足立地，右足踏于患者坐凳上，将患肢外展 80°～90°，并呈拦腰状绕过术者身后，医者以左手握其左腕，紧贴于左胯上，右手擒住患者左肩峰，右膝屈曲小于 90°，膝部顶于患者腋窝，右膝顶，右手推，左手拉，并同时左身转动，徐徐用力，然后右膝顶住肱骨头部向上用力一顶即可复位。

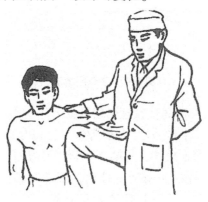

图 2-9　膝顶推拉法

（6）牵引圈旋法（图 2-10）。患者取坐位或卧位，术者站于患侧，以右肩关节脱位为例，医者用右手持住患肢肘部，左手握住手腕。右手徐徐向下牵引，同时外展、外旋上臂，以松解胸大肌的紧张，使肱骨头回到关节盂的前上缘。在上臂外旋牵引位下，逐渐内收患者肘部，使之与前下胸壁相连。此时肱骨头已由关节盂的前上缘向外移动，关节囊的破口逐渐张开。在上臂高度内收下，迅速内旋上臂，肱骨头便可通过扩大的关节破口滑入关节盂内，并可闻及入臼声。此法应力较大，肱骨颈受到相当大的扭转力，因此多在其他手法复位失败后选用，但操作宜轻稳谨慎，若用力过猛，可引起肱骨外科颈骨折，尤其是骨质疏松的老年患者更应注意。

复位后检查：①搭肩试验阴性；②方肩畸形消失，注意观察肩部外形是否丰满圆隆，双肩是否对称；③患者腋窝下、喙突下、锁骨下，已摸不到脱位的肱骨头；④患肩能否作被动活动；⑤X光片显示肩关节已复位。

2）陈旧性肩关节脱位整复方法。

治疗陈旧性脱位，可以尝试手法复位。但必须严格选择病例，谨慎从事，因手法复位时处理不当，还可能发生肱骨外科颈骨折、臂丛神经损伤等严重并发症，故应根据患者的具体情况，认真分析、仔细研究、审慎处理。老年患者脱位时间较长，无任何临床症状者，可不采取任何治疗；年龄虽在50岁左右，体质强壮，脱位时间超过2个月以上，但肩关节外展达70°～80°者，亦可顺其自然，不做治疗；年龄虽轻，脱位时间2～4个月或更久，但伴有骨折，或大量瘢痕组织形成者，不宜采用手法复位，应行切开复位。

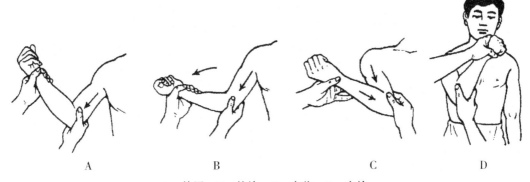

A. 外展；B. 外旋；C. 内收；D. 内旋。

图 2-10　牵引回旋法

（1）适应证与禁忌证。①陈旧性肩关节前脱位，在3个月以内，无明显骨质疏松者，可试行手法复位。②年轻体壮者，可试行手法复位，年老体弱者禁用手法整复。③脱位的肩关节仍有一定活动范围，可手法整复；相反，脱位的关节固定不动者，禁用手法复位。④经X光片证实，未合并骨折，或关节内外无骨化者，可试行手法复位。⑤肩关节脱位无合并血管、神经损伤者，可尝试手法整复。

（2）术前准备。

A. 持续牵引脱位。整复前，先做尺骨鹰嘴牵引1～2周，牵引重量3～4 kg。以冀将脱出的肱骨头拉到关节盂附近以便于复位。在牵引期间，每天配合中药熏洗、推拿按摩，施行手法时，可暂时去掉牵引。以拇指推揉，拇、示指提捏等手法，提起三角肌；胸大肌、肩胛下肌、背阔肌、大圆肌等，然后，以摇转、扳拉等手法，加大肩关节活动范围，反复操作数次，逐步解除肩关节周围肌肉的痉挛，松解关节周围的纤维粘连，使痉挛组织延伸，肱骨头活动范围加大。若脱位时间短，关节活动范围较大，可以不做持续牵引。

B. 手法松解粘连。松解是否彻底，是整复手法能否成功的关键。患者仰卧于手术台上，在全身麻醉或高位硬膜外麻醉下，助手固定双肩，医者一只手握患肢肘部，另一只手握患肢腕部，屈肘90°，做肩关节的屈、伸、内收、外展、旋转等各向被动活动。医者须耐心、细致，动作持续有力，范围逐渐增大，使粘连彻底松解，痉挛的肌肉彻底松弛、充分延伸，肱骨头到达关节盂边缘，以便于手法整复。医者在松解粘连时，切不可操之过急，否则可引起骨折或血管、神经损伤。

C. 复位（图2-11）。复位一般采用卧位杠杆复位法，患者取仰卧位，第一助手用宽布带套住患者胸廓向健侧牵引；第二助手立于床头，一只手扶住竖立于手术台旁的木棍，另一只手固定患者健侧肩部；第三助手双手握患肢腕关节上方，牵引下逐渐外展到120°左右；医者双手环抱肱骨大结节处，3个助手协调配合用力，当第三助手在牵引下徐徐内收患肢时，医者双手向外上方拉肱骨上端，同时利用木棍当杠杆的支点，迫使肱骨头复位，复位前，木棍与患臂的接触部位，用棉花、绷带包绕，以免木棍损伤皮肉。在复位过程中，木棍要紧靠胸壁，顶住腋窝，各方用力要适度，动作要缓慢，协调一致，密切配合，避免造成肱骨外科颈骨折及并发血管、神经损伤。

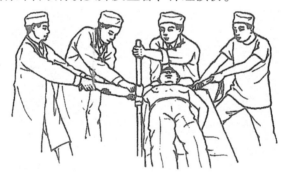

图 2-11 陈旧性肩关节脱位杠杆复位法

3）习惯性肩关节脱位整复方法。

习惯性脱位，一般可自行复位，或使用轻微手法即可复位，可参考新鲜性脱位复位手法。

4）有并发症的肩关节脱位整复方法。

（1）肱骨大结节骨折。一般肱骨大结节骨折者，大块骨折块往往可随脱位整复而得到复位。若骨折块少，则整复后骨折块可能被嵌入关节腔内，可在复位后通过手术摘除骨折片或切开复位内固定。

（2）合并肱骨外科颈骨折（图2-12）。本症治疗比较困难，其治法可先行手法复位，先整复脱位，再整复骨折。采用外展牵引推拿法，一名助手用布单套住胸廓向健侧牵引，另一名助手握患肢腕部稍外展牵引。医者一只手从腋窝以拇指推压脱位之肱骨头向上外。在继续保持牵引与推压之下，另一只手放于肩峰做对抗压力使肱骨头归臼的同时，助手继续牵引患肢使之复位。若用上法复位困难，亦可试用足蹬拔伸法，若再失败，则采用持续牵引法。

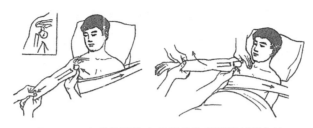

图 2-12 肩关节脱位合并肱骨外科颈骨折整复法

5）肩关节后脱位整复方法。

治疗比较简单，一般采用前脱位的牵引推象法。将上臂轻度前屈，外旋牵引肱骨头即可复位。

陈旧性后脱位者，如手法复位困难，多采用手术切开复位，但是复位后有再脱位可能。

2. 固定

复位后常选用胸壁绷带固定，将患肢屈肘 60°～90° 上臂内收内旋，前臂依附胸前，用纱布棉花放于腋下和肘内侧，以保护皮肤，接着将上臂用绷带固定于胸壁，前臂用颈腕带或三角巾悬吊胸前 2～3 周。固定时于腋下和肘部内侧放置纱布棉垫，将胸壁与上臂内侧皮肤隔开，防止因长期接触而发生皮炎、糜烂。固定宜妥善、牢固，限制肩关节外展、外旋活动。固定时间要充分，使破裂的关节囊得到修复愈合，预防以后形成习惯性脱位。若是合并肱骨外科颈骨折，则采用肱骨外科颈骨折的治疗方法进行固定，视复位后的肱骨头处于何种位而采用相应的办法。

若是新鲜性肩关节后脱位，复位后，用肩人字形石膏固定上臂于外展 40°、后伸 40° 和适当外旋位，3 周后去除固定。

3. 辨证施治

1）内治法。

（1）新鲜脱位。早期患处瘀肿、疼痛明显者，宜活血祛瘀，消肿镇痛，内服舒筋活血汤、活血止痛汤等，外敷活血散，消肿镇痛膏；中期肿痛减轻，宜服舒筋活血，强壮筋骨之剂，可内服壮筋养血汤、补肾壮筋汤等，外敷舒筋活络药膏；后期体质虚弱者，可内服八珍汤、补中益气汤等；外洗方可选用苏木煎、上肢损伤洗方等，煎水熏洗患处，促进肩关节功能的恢复。

（2）陈旧性脱位。应加强中药内服通经活络之品，及加强温通经络之品以外洗，以促进关节功能恢复。

（3）习惯性脱位。应提早补肝肾、益脾胃，以强壮筋骨。

（4）对于各种并发症。有骨折者，按骨折三期辨证用药。有合并神经损伤者，应加强祛风通络，大量用地龙、僵蚕、全蝎等；有合并血管损伤者，应加强活血祛瘀通络，可合用当归四逆汤加减。

2）外治法。

对于肩关节脱位患者，针灸推拿结合康复可以明显缓解疼痛、改善肩部活动。针刺早期具有抗挛缩、促进上肢功能恢复等多方面的效应，还具有促进患者神经感觉与运动传导速度的作用。推拿手法循经取穴，手法作用于局部有舒筋通络、行气活血、理筋正骨、散络止痛、滑利关节的功效，可以减轻对神经的刺激，减轻异常的应力集中，恢复局部解剖关系和力学平衡。两者配合可以有效增强冈上肌、三角肌肌力，可以使患者安全、有效、无痛地恢复肩关节功能。

4. 手术治疗

多数新鲜性肩关节脱位都能通过手法复位成功，极少数患者需要切开复位。凡遇到下列情况之一者，可考虑切开复位：

（1）脱位合并血管、神经损伤，临床症状明显者。
（2）合并肱二头肌长头腱向后滑脱，手法复位多次不能成功者。
（3）合并肱骨外科颈骨折，经手法复位不成功者，应做切开复位内固定。
（4）合并关节盂大块骨折，估计脱位整复后影响关节稳定者，应做切开复位内固定。
（5）合并肱骨大结节骨折，骨折块嵌在肱骨头和关节盂之间，阻碍复位者。

习惯性脱位，手术治疗的目的在于增强关节囊前壁和人工圆韧带重建，以控制肩关节的外旋活动，增加肩关节的稳定性，防止再脱位。但术后仍有 10%～20% 的概率复发。一般地，若经常脱位致影响肩部功能，则可考虑手术，其术式有三种：①肩胛下肌、关节囊重叠缝合术；②肩胛下肌止点外移术；③喙突植骨延长术及关节囊紧缩术。

八、并发症

1. 肱骨大结节骨折

外伤性肩关节前脱位，30%～40% 的患者可合并大结节撕脱骨折。当肩关节前脱位时，大结节与关节盂前下缘相互撞击，会造成大结节骨折。合并骨折者，比单纯脱位者疼痛、肿胀更甚。多数病例骨折块较大，且与肋骨骨膜相连，少数病例骨折块较少，往往被冈上肌拉向内上方。

2. 冈上肌肌腱断裂

肩关节前脱位合并冈上肌肌腱断裂者较少见，多为肩关节在外展位时，遭到急骤内收的暴力，使冈上肌肌腱在脱位同时发生断裂。但冈上肌肌腱断裂往往易被漏诊，多数在解除外固定后，才被发现肩关节自主外展功能障碍，考虑此肌腱断裂的可能。

3. 肱二头肌长腱撕脱

此并发症较少见，多因间接暴力造成肩关节脱位时，肱二头肌强力收缩，引起肱二头肌长腱断裂。断裂多发生在肱二头肌长腱与关节囊交界处。合并长腱断裂者，往往因断裂的肌腱滑到肱骨头的后内侧而阻碍复位。

4. 血管、神经损伤

并发血管神经损伤者极少。往往是因脱位时对腋神经的牵拉，导致神经麻痹，一般不会出现神经断裂。而血管损伤，除原有血管硬化者外，一般均是整复手法粗暴所致。

5. 合并外科颈骨折

此型在肱骨外科颈骨折合并肩关节脱位一节中已论述，是在所有的肩关节脱位中最难处理的一种。

6. 肱骨头压缩性骨折

肩关节脱位合并肱骨头压缩性骨折，较少见。主要是肱骨头与关节盂直接撞击所致。

九、功能锻炼与预后

1. 功能锻炼

复位后最好在患肢腋下放软枕，上臂保持在外展外旋30°位置，利于关节囊修复，可以减少今后再脱位的概率。鼓励患者做手腕及手指练功活动，新鲜前脱位1周后去绷带，保留三角巾悬吊前臂，开始练习肩关节前屈、后伸活动；2周后去除三角巾，开始逐渐做有关关节向各方向的主动功能锻炼，如左右开弓、双手托天、手拉滑车、手指爬墙等运动，并配合按摩、推拿、针灸、理疗等，以防肩关节周围组织粘连和挛缩，加快肩关节功能恢复。但是，在固定期间，必须禁止上臂过度外旋活动，以免影响软组织修复。固定去除后，禁止做强力的被动牵拉活动，以免造成软组织损伤及并发骨化性肌炎。陈旧性脱位，固定期间应加强肩部按摩、理疗。

2. 预后

急性肩关节前脱位患者，大部分功能恢复良好，但是部分人有再脱位风险。部分存在持续肩部症状的患者，通常均存在主观感觉和客观存在的肩关节不稳定，同时伴有肩关节疼痛。体格检查时，进行肩关节活动时患者通常存在脱位恐惧感。

大约有18%的急性肩关节后脱位患者在发病后1年内出现复发性肩关节不稳。出现再脱位的危险因素包括年龄小于40岁、癫痫疾病、大块的反式Hill-Sachs损伤。

由于近年肩关节镜诊疗技术的进步，部分肩关节脱位复发患者可通过手术治疗。

第四节 肘关节脱位

肘关节脱位占全身大关节脱位的第一位，其发病率占全身四大关节脱位的50%左右。肘关节又名曲䐐骱。《伤科补要·曲䐐骱》说："肘骨者，胳膊中节上下支骨交接处也，俗名鹅鼻骨，上接臑骨，其助名曲䐐。"本病多发生于青壮年，儿童与老年人少见。

根据上尺桡关节与肱骨远端所处的位置，肘关节脱位可分为后脱位、前脱位、侧方脱位、分裂型脱位及骨折脱位等，其中后脱位最为常见，分裂型脱位很少见。按发病时间至整复时间分类，可分为新鲜脱位及陈旧脱位。

一、解剖

肘关节是屈戌关节，由肱桡关节、肱尺关节及上尺桡关节组成，构成这三个关节的肱骨滑车，尺骨上端的半月形切迹、肱骨小头、桡骨小头共包在一个关节囊内，有一个共同的关节腔。肘关节囊的前后壁薄弱而松弛，但两侧的纤维层则增厚形成桡侧副韧带和尺侧副韧带，关节囊纤维层的环行纤维形成一坚强的桡骨环状韧带，包绕桡骨小头。因此，肘关节的稳定主要依靠肱骨下端与尺骨上端的解剖联系，尺桡侧副韧带、环状韧带为辅。从整体来说，肘关节沿额状轴做屈伸活动，是以肱尺关节为主，肱桡关节和上尺桡关节的协调配合完成的。肘部的三点骨突标志是肱骨内、外上髁及尺骨鹰嘴突。伸肘时，这三点成一直线，屈肘时，这三点形成一等边三角形，故又称为"肘后三角"。此三角关系可作为判断肘关节脱位和肱骨髁上骨折的标志（图2-13）。

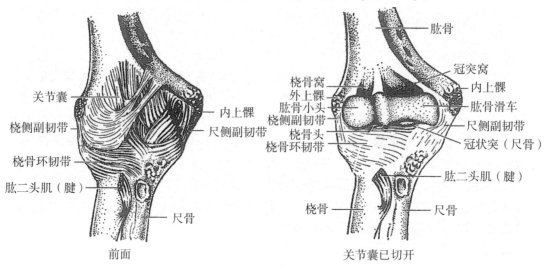

图2-13 肘关节结构

二、病因病机

肘关节后脱位多由间接暴力（传达暴力或杠杆作用力）造成。患者跌倒时，上肢处于外展、后伸，肘关节伸直及前臂旋后位手掌触地。向上传达的暴力甲由乙、丙两个分力合成，分力乙使肘关节过度后伸，以致鹰嘴尖端急骤撞击肱骨下端的鹰嘴窝，则鹰嘴构成一支点，肱尺关节处形成杠杆作用，半月切迹自肱骨下端滑车部脱出，使止于尺骨粗隆上的肱肌及肘关节囊的前壁被撕裂，在肘关节前方无任何软组织阻挡的情况下，肱骨下端向前移位，尺骨鹰嘴突向后上移位，尺骨冠状突和桡骨头同时滑向后方，形成肘关节后脱位（图2-14）。

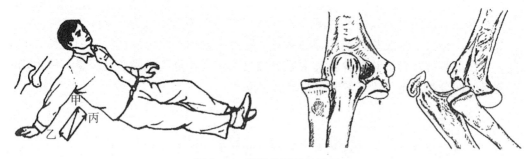

图2-14 肘关节后脱位机制

若分力丙大于分力乙，当冠状突尚未离开滑车，即向上移位时，冠状突可先发生撞击骨折，或桡骨头产生挤压性骨折（图2-14）。这种情况，肱前肌群损伤往往较严重。

肘关节侧方脱位，又分为后内侧脱位和后外侧脱位，其中以后者较为多见。在引起肘关节后脱位的同时，由于暴力作用不同，可沿尺侧或桡侧向上传达，出现肘内翻或肘外翻，引起肘关节的尺、桡侧副韧带撕脱或断裂，但环状韧带仍保持完整，因此尺骨鹰嘴和桡骨小头除向后移位外，还同时向尺侧或桡侧移位，形成后内侧脱位或后外侧脱位，骨端向桡侧严重移位者，可引起尺神经牵拉伤。

肘关节分裂型脱位极少见，分为前后型和内外型，后者更少见。前后型脱位，受伤时，由于前臂过度旋前，脱位的肱骨滑车纵行劈开上尺桡关节，造成环状韧带和骨间膜断裂，桡骨头移位到肱骨下端的前方，尺骨鹰嘴移位于肱骨下端的后方，形成典型的肘关节前后型脱位。内外型脱位，暴力因素致使环状韧带撕裂，使尺桡骨上端分别移位于肘关节内、外侧，造成肘关节向内外侧脱位。

肘关节前脱位极少见，是因肘关节屈曲位跌扑，肘尖着地，暴力由后向前，先发生尺骨鹰嘴骨折，若暴力继续作用，可将尺桡骨上部推移至肱骨下端的前方，形成肘关节前脱位。不合并鹰嘴骨折的前脱位是罕见的。

肘关节骨折脱位，系指肘关节后脱位合并肱骨内、外上髁骨折，较为常见，尤其伴有内上髁骨折最多。患者跌倒时，除具有后脱位的暴力外，同时伴有屈肌或伸肌的急骤收缩，造成肱骨内上髁或外上髁的撕脱骨折。

肘关节脱位时，肱三头肌腱和肱前肌腱被撕脱、剥离，骨膜、韧带、关节囊均被撕裂，瘀血留滞，肘窝部形成血肿。该血肿容易发生纤维化，以至骨化，引起骨化性肌炎，成为陈旧性肘关节脱位整复的最大困难，并影响复位后肘关节的活动功能。应注意移位严重的肘关节脱位，可能损伤肘部血管与神经，引起严重的并发症。

三、临床分型

根据尺桡骨相对肱骨移位的方向，肘关节脱位的 Browner 分型为（图 2-15）：①后脱位，80%以上为后脱位或后外侧脱位，少部分为后内侧脱位；②前脱位，尺、桡骨向前方脱位；③外侧脱位，尺、桡骨向外侧脱位；④内侧脱位，尺、桡骨向内侧脱位；⑤分离脱位，有前-后型（桡骨向前方脱位，尺骨向后方脱位），内-外侧型（桡骨向外侧方、尺骨向内侧方脱位）。

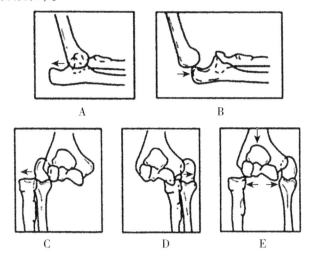

A. 后脱位；B. 前脱位；C. 外侧脱位；D. 内侧脱位；E. 分离脱位。

图 2-15　肘关节脱位分型

四、临床表现

肘关节脱位的诊断比较容易,多有典型的外伤史,肘部肿胀、疼痛、畸形,弹性固定,活动功能障碍。根据脱位类型不同,分别叙述。

1. 后脱位

肘关节呈弹性固定于120°～140°的半屈曲位,呈"靴状畸形",肘窝前饱满,可触到肱骨下端,肘后空虚凹陷,尺骨鹰嘴后突,肘后三点(肱骨两上髁和尺骨鹰嘴)骨性标志位置关系发生改变,与健侧对比,前臂的掌侧明显缩短,关节的前后径增宽,左右径正常。

2. 侧后方脱位

除具有后脱位的症状、体征外,可呈现肘内翻或肘外翻畸形,肘关节出现内收、外展等异常活动,肘部的左右径增宽。

3. 分裂型脱位

因尺骨、桡骨上部可分别位于肱骨下端的内侧、外侧,肘关节左右径明显增宽;或因尺骨、桡骨上部分别位于肱骨下端的前侧、后侧,肘关节的前后径明显增宽。

4. 前脱位

肘关节过伸,屈曲受限,肘窝部隆起,可触及脱出的尺骨、桡骨上端,在肘后可触到肱骨下端及游离的尺骨鹰嘴骨折片。与健侧对比,前臂掌侧较健肢明显变长。肘关节正侧位X光片可明确脱位的类型,并证实有无并发骨折。

五、辅助检查

借助肘关节正侧位X光片可明确脱位的类型,并证实有无并发骨折。

六、诊断与鉴别诊断

1. 诊断

(1) 有外伤史。

(2) 肘半屈位弹性固定(120°～140°),局部肿胀、疼痛及压痛,活动受限。有明显畸形,肘后三点骨性标志位置关系改变。

(3) 可伴有神经损伤。

(4) X光片可明确脱位情况及有无冠状突或桡骨小头骨折。

2. 鉴别诊断

(1) 肱骨远端全骺分离。小儿X光片上肱骨小头骨化中心未显现,仅靠X光片诊断,容易与肘关节脱位相混淆。肱骨远端全骺分离者局部肿胀、压痛及瘀血斑更为明显,肘关节脱位则有明确的肘后三点位置关系的改变。同时摄对侧X光片有助于鉴别诊断。必要时CT重建。

(2) 合并尺骨鹰嘴骨折的肘关节前脱位与伸直型孟氏骨折。合并尺骨鹰嘴骨折的肘关节前脱位的主要临床特征是尺骨近端发生骨折,肱骨远端穿过尺骨鹰嘴,使肘关节产生前脱位,这种损伤常伴有肱桡关节脱位,与伸直型孟氏骨折有相似的症状、体征及X光片表现,容易混淆。其主要鉴别方面在于,合并尺骨鹰嘴骨折的肘关节前脱位主要表现为肘关节前脱位和尺骨近端骨折,上尺桡关节无明显分离。

(3) 肱骨髁上骨折（伸直型）。肱骨髁上骨折（伸直型）时，肘关节可部分活动，可扪及骨擦音和骨擦感，肘后三角位置关系无变化，无肘关节弹性固定，上臂常有短缩，以此鉴别。

七、治疗

新鲜性肘关节脱位应以手法整复为主，宜早期复位及固定。因脱位之类型不同，整复方法亦异。复位前应了解骨端移位的方向，《仙授理伤续断秘方》载："凡手骨（指肘关节）出者，看如何出，若骨向左出，则向右边拨入。骨向右出，则向左拨入。"脱位之整复，应采用反向复位的方法。并发骨折者，应先整复脱位，然后处理骨折。麻醉的选择，原则上应使复位手法在肌肉高度松弛及无疼痛感觉下进行。一般来说，脱位在24 h 内者，可不用麻醉整复；脱位超过 24 h 者，或者患者的肌肉紧张，可选用局部浸润麻醉；脱位数日至 3 周者，可用臂丛阻滞麻醉等。陈旧性脱位，应力争手法复位，若复位失败，可根据实际情况考虑采用手术治疗。

1. 手法复位

1）新鲜性肘关节脱位。

(1) 肘关节后脱位。

A. 拔伸屈肘法。钱秀昌在《伤科补要·曲瞅骱》中记载："其骱若出，一手握住骱头，一手拿其脉窝，先令直拔下，骱内有声响，将手曲转，搭着肩头，肘骨合缝，其骱上矣。"即患者取坐位，助手立于患者背侧，以双手握其上臂，医者站在患者前面，以双手握住腕部，置前臂于旋后位，与助手相对牵引 3～5 min，医者以一只手握腕部保持牵引，另一只手的拇指抵住肱骨下端（肘窝）向后握按，其余四指置于鹰嘴（骱头）处，向前端提，并缓慢地将肘关节屈曲，若闻及入臼声，则说明脱位已整复。患者亦可取卧位，患肢上臂靠床边，术者一只手按其上臂下段，另一只手握住患肢前臂，顺势拔伸，有入臼声后，屈曲肘关节（图 2-16）。

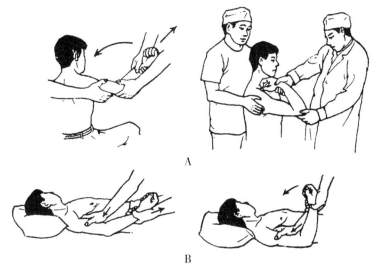

A. 坐位法；B. 卧位法。

图 2-16 拔伸屈肘法

B. 膝顶复位法。患者取坐位，医者立于患侧前面；一只手握其前臂，一只手握住腕部，同时一足踏在凳面上，以膝顶在患侧肘窝内，先顺畸形拔伸，然后逐渐屈肘，有入臼声者，患侧手指可摸到同侧肩部，即为复位成功（图2-17）。

C. 推肘尖复位法。患者取坐位，一名助手双手握其上臂，另一名助手双手握腕部，医者立于患者患侧，双拇指置于鹰嘴尖部，其余手指环握前臂上段，先拉前臂向后侧，使冠状突与肱骨下端分离，然后助手在相对牵引下，逐渐屈曲肘关节，同时术者由后上向前下用力推鹰嘴，即可还纳鹰嘴窝而复位。

(2) 肘关节前脱位。单纯性肘关节前脱位，复位时应使肘关节呈高度屈曲位进行。患者取仰卧位，一名助手牵拉上臂，术者握前臂，另用一布带套在前臂上端掌侧，两头栓结于术者腰部，在肘关节屈曲位，术者弓腰牵引尺桡骨上端向下的同时，推前臂向前，即可复位。合并尺骨鹰嘴骨折者，复位手法较简单。患者取仰卧位，一助手固定上臂，另一助手握其腕部，顺势牵引前臂，

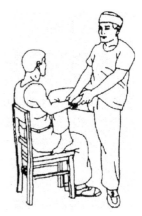

图2-17 膝顶复位法

医者两手拇指置于尺桡骨上端掌侧，向下向后推送，余指置于肘骨下端背侧，向上向前端提，有入臼声，说明已复位。脱位整复后，按鹰嘴骨折处理。

(3) 肘关节侧方脱位。其处理原则为先整复侧方脱位，后矫正前后移位。侧方移位矫正后，再按拔伸屈肘法或推肘尖复位法，整复前后移位。

(4) 肘关节分裂型脱位。前后型脱位者，在助手的相对牵引下，医者先整复尺骨的脱位，而后整复桡骨。内外侧脱位者，复位时，患侧肘关节应在伸直位，助手相对牵引，医者用两手掌直接对挤尺骨、桡骨上端，内外侧移位矫正后，肘关节逐渐屈曲即可复位成功。但往往在拔伸牵引时，尺骨、桡两骨近端同时复位成功。

(5) 肘关节骨折脱位。治疗原则是先整复脱位，再整复骨折。整复脱位时，应避免骨折块夹在关节腔内。一般情况下，肘关节脱位整复后，肱骨内上髁或外上髁骨折块亦可随之复位。若复位后关节伸屈不利，被动活动肘关节时有机械性阻力及发涩感，应考虑有骨折块移位于关节间隙内。

2) 陈旧性肘关节脱位。

脱位时间超过3周者，称为陈旧性脱位。但肘部脱位超过10天，整复就比较困难。关节间隙充满肉芽结缔组织及瘢痕，关节囊及侧副韧带与周围组织广泛粘连，甚至出现血肿机化，关节软骨退变剥脱，再次复位，难度较大。临床上，成年人脱位时间在3个月以内，不合并有骨折或血管、神经损伤及骨化性肌炎的单纯性后脱位，肘关节仍有一定活动范围者，采用手法整复，仍可获得较满意的效果。

(1) 复位前准备。先做尺骨鹰嘴牵引1周，同时配合推拿按摩及舒筋活血、通经活络、利关节的中药煎汤熏洗局部，使关节周围挛缩粘连的组织逐渐松解，并嘱患者自行活动肘关节，增加复位可能。

(2) 松解粘连。手法复位应在臂丛阻滞麻醉下进行。患者仰卧位，助手双手固定上臂，医者一只手握肘部，另一只手握腕部，做肘关节前后屈伸、内外旋转及左右摇摆活动，交替进行，反复多次。力量由轻而重，范围由小渐大。各种活动均应轻柔、缓慢、

稳妥有力，切不可操之过急。随着活动范围增大，肘关节周围的纤维粘连和瘢痕组织即可逐渐解脱，挛缩的肱二头肌亦可伸展延长。当肘关节相当松动时，在助手的对抗牵引下摄X光片，观察尺骨冠状突及桡骨头的位置。如桡骨头已达到肱骨小头平面，冠状突已达肱骨滑车平面，说明复位前准备活动已完成，可进行下一步复位。若经过长时间活动，在助手大力牵引下，仍不能达到以上要求，或活动范围改善不大，不宜强行试行手法复位，以免发生骨折等并发症。

（3）复位。患者仰卧位，医者立于患侧，用一条宽布带绕过患侧肱骨下端的前面，布带两头系于术者腰间，向后微微弓腰，扯紧布带。两助手分别握其上臂与前臂，徐徐拔伸牵引，医者两手拇指顶住鹰嘴向前、向下推挤，余指抓住肱骨下端向后拉，同时助手慢慢将肘关节屈曲，闻及入臼响声，整复即告成功。亦可采用拔伸屈肘法与推肘尖复位法。

2. 复位后的检查

肘部外形恢复正常，与健侧对比相似，肘关节屈伸活动功能恢复正常，患侧手可触及同侧肩部，肘后三角关系正常；陈旧性肘关节脱位，复位成功后，肘关节X射线照片仍可见关节腔有增宽现象，这是因为关节间隙仍有肉芽组织和瘢痕组织充填，在日后活动中，可逐渐恢复正常。摄肘关节正侧位X射线照片，可以证实复位是否成功，并确定肱骨内上髁、鹰嘴或冠状突是否有新的骨折。

3. 固定

脱位复位后，一般用绷带做肘关节"8"字固定；1周后采用肘屈曲90°前臂中立位，三角巾悬吊或直角夹板固定，2周后去固定。

4. 辨证施治

各种类型的脱位复位后，可按损伤三期辨证施治进行治疗。初期宜活血化瘀、消肿镇痛，内服可选用续断紫金丹、舒筋活血汤，外敷消肿膏、双柏膏或消肿止痛膏；中期宜和营生新，舒筋活络，佐以活血理气，可内服壮筋养血汤、跌打养营汤，外敷舒筋活络药膏，或接骨续筋药膏；后期关节僵硬者，外用海桐皮汤、上肢损伤洗方等煎汤熏洗。

5. 手术治疗

（1）适应证。适用于开放性脱位者，闭合复位不成功者，合并血管、神经损伤需要探查者，以及合并骨折用非手术方法无法复位或固定影响以后功能者；伤后已数月而无骨化肌炎及明显骨萎缩的陈旧性肘关节脱位，以及习惯性肘关节脱位，关节处在非功能位也是适应证之一。术前须考虑患者有无手术禁忌证。全身或局部情况不允许，如伤处水肿严重且术口周围皮肤有感染性疾病的患者，不适合手术。

（2）常用方法。①切开复位术；②关节切除或成形术；③关节囊及韧带紧缩术；④其他修复方式，如肱二头肌腱止点移位术、骨挡手术等。

八、并发症

1. 关节脱位早期并发症

当患者受伤时，附着于肱骨外髁的肌肉收缩，关节囊破裂，再合并直接的外力作用，可造成外髁撕脱骨折。研究者发现，在单纯肘关节后脱位的患者，100%伴有肘外侧副韧带的撕裂，大部分伴有肘内侧副韧带的断裂，前关节囊及肱肌的严重损伤也很常见。由于向内、外侧脱位时的移位将尺神经与周围的组织撕脱，一并向内或外移位，可造成尺神经牵拉伤，有时还可合并血管的损伤。故骨折、神经损伤、血管损伤、感染是肘关节脱位常见的早期并发症。还可并发 Volkmann 缺血挛缩。

2. 关节脱位晚期并发症

晚期的并发症多是由患者未及时治疗或治疗不当引起，主要包括关节僵硬、骨化性肌炎、创伤性关节炎等。

九、功能锻炼与预后

1. 功能锻炼

肘关节损伤后，血肿极易纤维化或骨化，产生肘关节僵硬，或骨化性肌炎，故脱位整复后，应鼓励患者尽早主动锻炼肘关节活动，以加快局部血液循环，促进血肿吸收，防止脱位并发症的产生。固定期间，可做肩、腕及掌指等关节的活动，去除固定后，积极进行肘关节的主动活动，活动时应以屈肘为主，因伸肘功能容易恢复，前臂下垂的重力、提物的重量，都有利于伸肘功能的恢复。功能锻炼时，可配合理疗或轻手法按摩，但必须禁止肘关节的粗暴被动活动，以免增加新的损伤，加大血肿，产生骨化性肌炎。

2. 预后

单纯肘关节脱位在手法复位后，肘关节大多稳定，非手术治疗的效果较好。

伴有骨折的肘关节脱位称为复杂脱位，其治疗效果远较单纯肘关节脱位为差。统计发现，有 5%～10% 的肘关节脱位伴有桡骨头骨折；另有 2%～15% 的肘关节脱位伴有尺骨冠突骨折；而同时伴发桡骨头和尺骨冠突骨折的肘关节后脱位则更为少见（肘关节三联征），此损伤的治疗效果不太令人满意。

新鲜脱位患者，脱位经过复位治疗，可以取得不错的治疗效果，只要能在脱位发生后及时纠正，一般不存在严重的活动障碍。而针对陈旧性脱位患者，则根据病程长短，治疗效果不一。若时间较长，粘连较为严重，甚至损伤尺神经等，简单的复位已经不能恢复，则需要手术矫正。

第三章

上肢损伤

第一节 锁骨骨折

一、概述

锁骨干较细，弯曲呈"S"形，内侧半弯凸向前，外侧半弯凸向后，内端与胸骨相连构成关节，外侧与肩峰相连构成肩锁关节，横架于胸骨和肩峰之间，是肩胛带与躯干唯一的联系支架。锁骨骨折为常见骨折，多发生于儿童及青壮年。锁骨外端受侧向伤力，肩部被推向胸壁，常引起锁骨中段骨折，直接外力常引起锁骨内侧段骨折，自上而下的外力常引起外侧段骨折，严重外力可并发锁骨下血管神经损伤或肋骨骨折。

间接暴力造成骨折多见，跌倒时手或肘着地，外力自前臂或肘部沿上肢向近端冲击，肩部着地更多见，撞击锁骨外端造成骨折。间接暴力造成骨折多为斜形或横形，其部位多见于中段，直接暴力造成的骨折因着力点不同而异，多为粉碎或横形，幼儿多为青枝骨折。

骨折好发于锁骨中段，因肌肉牵拉和肢体重力骨折断端重叠移位。近段受胸锁乳突肌牵拉向上，远段因上肢重量及胸大肌牵拉向下，向前及向内移位（图3-1）。

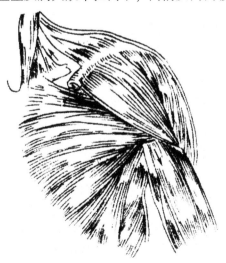

图3-1 锁骨骨折的移位

二、诊断思路

1. 病史要点

外伤致锁骨部位疼痛,患肩活动受限。

2. 查体要点

锁骨位置表浅,骨折后肿胀,压痛或有畸形,能摸到骨折断端,可有骨擦音、骨擦感,患肢有活动障碍,伤肩下沉并向前内倾斜,上臂贴胸不敢活动,健手托扶患侧肘部,以减轻上肢重量牵拉引起疼痛,注意有无锁骨下血管及臂丛神经受损的情况。

幼儿多为青枝骨折,皮下脂肪丰满,畸形不明显,因不能自述疼痛位置,只有啼哭表现,但患儿头多向患侧偏斜,下颌部转向健侧,此为临床诊断特点之一。

3. 辅助检查

(1) 常规检查。摄锁骨正位 X 光片,了解骨折类型。

(2) 特殊检查。必要时 CT 检查及三维重建,明确骨折的详细情况;对怀疑有神经损伤的患者,施行肌电图检查明确诊断。

4. 分类

具体包括以下分类方法:

(1) 按解剖部位分类。①内侧 1/3 骨折;②中 1/3 骨折;③外侧 1/3 骨折。大约 80%的锁骨骨折发生在中 1/3 段。

(2) 外侧 1/3 骨折又可分成 3 个亚型。①无移位骨折,喙锁韧带无断裂;②有移位骨折,喙锁韧带断裂;③关节内骨折,易漏诊,后期可发生创伤性关节炎。

5. 诊断标准

具体包括以下四点:

(1) 患者多有明显外伤史。

(2) 查体局部疼痛、肿胀,可有皮下瘀斑,肩关节活动受限。

(3) X 射线检查显示骨折。

(4) 对难以确诊的患者采用 CT 检查。

6. 诊断流程

诊断流程如图 3-2 所示。

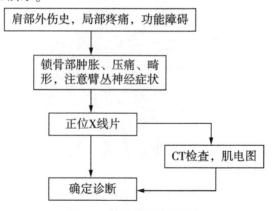

图 3-2 锁骨骨折诊断流程

三、治疗措施

1. 治疗原则

锁骨骨折大多数经非手术治疗可获得较好疗效，仅少数需手术治疗。即使骨折对位略差，骨折愈合后对患侧上肢的功能影响很小。

2. 治疗方法

1）非手术治疗。

幼儿和年龄较大的儿童无移位者，用吊带或三角巾保护 3 周；有移位者，常用"8"字绷带固定 3 周。成人无移位者，用吊带或三角巾保护 3～4 周；有移位者，需手法复位加"8"字绷带或锁骨带固定 6～8 周。全身情况较差者和老年人也可仅用吊带或三角巾保护。

手法复位可在局部麻醉下进行。患者坐在木凳上，双手叉腰，肩部外旋后伸挺胸，医生位于背后，一脚踏在凳上，顶在患者肩胛间区，双手握住两肩向后、向外、向上牵拉纠正。复位后纱布棉垫保护腋窝，用绷带缠绕两肩在背后交叉呈"8"字形，然后用石膏绷带同样固定，使两肩固定在高度后伸、外旋和轻度外展位置（图 3-3）。固定后即可练习握拳，伸屈肘关节及双手叉腰后伸，卧木板床休息，肩胛区可稍垫高，保持肩部后伸，3～4 周拆除。锁骨骨折复位并不难，但不易保持位置，因为愈合后上肢功能无影响，所以临床不强求解剖复位。

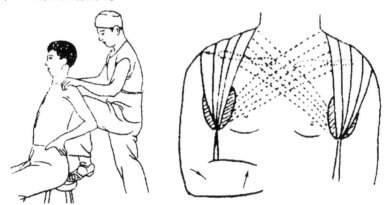

图 3-3 锁骨骨折复位法及"8"字形石膏绷带固定法

2）手术治疗。

手术适应证包括 6 个方面。①并发血管神经损伤；②骨折断端间有软组织嵌入；③开放性或多发性骨折；④非手术治疗不能改善骨折的严重移位者；⑤骨折不愈合者；⑥锁骨外端骨折并发喙锁韧带撕裂。

内固定方法包括钢针髓腔内固定、钢板螺钉内固定、经皮内固定等。目前多数观点认为钢板螺钉固定较为牢固，行此治疗后可以早期功能锻炼。术后需用三角巾固定 3～6 周。

3. 治疗流程

治疗流程如图 3-4 所示。

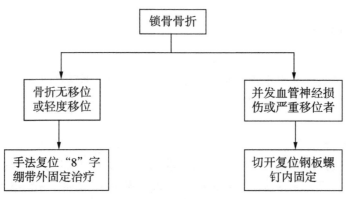

图 3-4 锁骨骨折治疗流程

四、预后评价

锁骨骨折大多数经非手术治疗可获得较好疗效，仅少数需手术治疗。Neer 报道，在 2 235 例闭合治疗的锁骨骨折中，有 14 例骨不愈合；在另外 45 例切开复位的锁骨骨折中，有 2 例骨不愈合。Rowe 报道，经闭合复位治疗者，不愈合占 0.8%；切开复位治疗者，不愈合占 3.7%。

五、最新进展

传统观念认为，移位的锁骨中段骨折保守治疗不愈合率低，锁骨畸形愈合对上肢功能影响不大，而手术治疗将使不愈合率增高。但近年研究表明，以往认为手术治疗不愈合率高是基于 20 世纪 60 年代的研究，当时手术仅限于严重骨折，软组织处理和手术技巧及器械均无法与现在相比。最近的荟萃分析结果表明，钢板固定骨折不愈合发生率仅为 2.2%，而保守治疗总体不愈合率为 5.9%，移位骨折则高达 15.1%。此外，越来越多的证据表明，锁骨中段畸形愈合时，锁骨缩短会影响肌肉肌腱的张力及平衡，从而影响上肢力量，患者常感到上肢无力、易疲劳和疼痛。因此，近来很多学者提出对于锁骨中段骨折移位短缩大于 2 cm、影响肩关节稳定（浮肩）、并发胸外伤的移位骨折等均应手术治疗。

第二节 肩胛骨骨折

一、概述

肩胛骨为一扁宽形不规则骨，位于胸廓上方两侧偏后，肩胛骨对稳定上肢及发挥上肢的功能起着重要的作用，肩胛骨骨折较为少见，文献报告发生率为 0.4%～1%。

肩胛骨包括体部、肩胛冈、肩峰、喙突、肩胛颈及肩盂，喙突是喙肱肌、肱二头肌短头及胸小肌的起点，腋动脉及臂丛神经位于胸小肌腱深层，经喙突的内下方通过，喙突基底的内侧、肩胛骨的上缘部分是肩胛切迹，切迹上有肩胛横韧带桥架相连，肩胛上神经在肩胛横韧带下通过肩胛切迹走向背侧，肩胛上动脉在该韧带上方通过。

肩胛冈的外端为肩峰，在肩峰部位，14～16岁时可出现2～3个甚至4个骨化中心，19岁时彼此相互融为一体，至20～25岁时才与肩胛冈融合。有的在25岁以后，在肩峰端仍有一骨化中心未与肩胛冈相融合，X光片显示为一单独的骨块，称之为肩峰骨（osacromiale），双侧同时发生率为60%，应与肩峰骨折相鉴别。

肩峰与锁骨形成肩锁关节，从而使肩胛骨通过肩锁关节、锁骨、胸锁关节连接，此外肩胛骨通过肌肉与躯干形成软组织连接。肩胛骨的稳定主要由肌肉连接来完成，上臂上举过程中，1/3的活动发生于肩胛胸壁间，肩胛胸壁之间虽不具备典型的关节结构，但却提供相当于关节功能的活动。肩关节的活动是盂肱关节和肩胛胸壁之间协调一致的活动，肩胛骨旋转到外展位，以便于上臂前屈、内收、上举、外展活动，肩胛骨的活动限定于胸壁的床内。肩胛骨骨折后，肌肉、软组织瘢痕粘连、骨折畸形愈合，可影响肩胛骨的协调运动，从而可使肩关节的活动范围受限。

肩胛骨虽然扁薄，但是周缘部位骨质明显增厚，因此加大了肩胛骨的强度，而且肩胛骨被丰厚的肌肉包绕，形成完整的肌肉保护垫，外力首先作用于软组织，不易造成骨折。此外，肩胛骨在胸壁上有一定的活动度，作用于肩胛骨的外力可以得到一定的缓冲，因此肩胛骨骨折发生率较低。

肩胛骨骨折多为严重暴力引起，高能量、直接外力是造成肩胛骨骨折的主要原因，汽车事故占50%，摩托车事故占11%～25%，因此常并发多发损伤。

肩盂骨折多由外力直接作用于肱骨近端外侧，肱骨头撞击盂窝所致。直接外力撞击也可造成肩胛骨骨突部位的骨折，如肩胛冈、肩峰或喙突骨折。

部分肩胛骨骨折可由间接外力引起，当上肢伸展位摔倒时，外力通过上肢的轴向传导可造成肩盂或肩胛颈骨折。

此外，当肩关节脱位时，可造成盂缘的撕脱骨折，拮抗肌不协调的肌肉收缩，如电休克时也可造成骨突起部位的撕脱骨折。

二、诊断思路

1. 病史要点

有明确的外伤史。肩胛骨骨折后局部疼痛，上臂处于内收位，肩关节活动时疼痛加重。

2. 查体要点

体部骨折时，血肿的刺激可引起肩袖肌肉的痉挛，使肩关节主动外展活动明显受限，临床上表现为假性肩袖损伤的体征，应与神经损伤和真正的肩袖损伤相鉴别。当喙突骨折或肩胛体部骨折深吸气时，胸小肌和前锯肌带动骨折部位活动可使疼痛加剧。移位的肩胛颈或肩峰骨折时，肩外形变扁，骨折严重时，可见肩部软组织肿胀及瘀斑，并有触压痛，有时可触到骨折部位的异常活动及有骨擦音。

诊断骨折的同时，应注意检查肋骨、脊柱以及胸部脏器的损伤。

3. 辅助检查

由于肩胛骨骨折多由高能量直接外力引起，因此并发损伤发生率高达35%～98%。

多发损伤患者或怀疑有肩胛骨骨折时，应常规拍摄胸部平片。由于肩胛骨平面与胸廓冠状面有一定角度并且相互重叠，因此一般胸部正位片肩胛骨显示不清。根据需要尚需摄肩胛正位、肩胛侧位、腋位和穿胸位 X 光片，肩胛正位片可清楚显示盂窝的骨折，腋位片可显示盂前后缘的骨折，并可确定肱骨头是否有半脱位，向头倾斜 45°前后位片可较清楚显示喙突骨折。

必要时可在麻醉后，在透视的条件下进行动态的检查，确定肩关节及骨折的稳定性。肩胛盂骨折常需施行 CT 检查，关节镜检查也可为确定关节面骨折移位情况及决定治疗方案提供帮助。

4. 骨折分类

肩胛骨骨折的分类有多种不同方法。

（1）根据解剖部位分类，可分为肩胛骨体部骨折、肩胛冈骨折、肩胛颈骨折、肩盂骨折、喙突骨折、肩峰骨折等，体部骨折最为多见，占肩胛骨骨折的 49%～89%，其次为肩胛冈骨折。

（2）根据骨折与肩盂相关的位置及肩关节整体的稳定性，可将肩胛骨骨折分为稳定的关节外骨折、不稳定的关节外骨折和关节内骨折。稳定的关节外骨折包括肩胛体骨折和肩胛骨骨突部位的骨折，对于肩胛颈骨折，即使有一定的移位，常相当稳定，也属关节外稳定骨折。不稳定的关节外骨折为肩胛颈骨折并发喙突骨折、肩峰骨折或锁骨骨折，此种类型骨折使整个肩关节很不稳定。关节内骨折为肩盂的横行骨折或大块盂缘骨折，常并发肱骨头脱位或半脱位。

（3）Zdravkovic 和 Damhoh 将肩胛骨骨折分为三种类型：Ⅰ型为体部骨折；Ⅱ型为骨突部位的骨折，如喙突、肩峰骨折；Ⅲ型为肩胛骨外上部位的骨折，即肩胛颈骨折、肩盂骨折。Ⅲ型骨折是肩胛骨骨折中最需要特殊治疗和最难以治疗的部位，移位的或粉碎的Ⅲ型骨折只占全部肩胛骨骨折的 6%左右，肩盂骨折中只有 10%有明显的骨折移位。

（4）肩盂骨折约占肩胛骨骨折的 10%，Ideberg 对 300 例肩盂骨折的病例进行分析，将肩盂骨折进行分型，并限定肩盂骨折是由肱骨头直接撞击所致，盂缘骨折块一般较大，而肩脱位时并发的盂缘小片撕脱骨折不属于此分类。根据盂的骨折部位和损伤程度，Ideberg 将肩盂骨折分为以下类型：

A. Ⅰ型骨折是盂缘骨折，盂前缘骨折为Ⅰa型，盂后缘骨折为Ⅰb型。

B. Ⅱ型骨折是外力通过肱骨头，斜向内下方撞击盂窝，造成自盂窝至肩胛体的外缘骨折，形成盂窝下半骨折块移位。

C. Ⅲ型骨折是外力通过肱骨头斜向内上方撞击盂窝，造成盂窝外上部分骨折。骨折块可包括盂内上部关节面和喙突，骨块向内上方移位，常并发肩峰、锁骨骨折或肩锁关节脱位。

D. Ⅳ型骨折是肱骨头撞击盂窝的中央，骨折线横行通过盂窝，并通过肩胛体部至肩胛骨内缘，肩胛骨连同盂窝横向分裂为二，上方骨块较小，下方骨块较大。

E. Ⅴ型骨折是Ⅱ型、Ⅲ型、Ⅳ型骨折的组合损伤，其主要损伤是从盂窝至肩胛骨内缘的横行骨折，由更加复杂、强大的外力引起，可分为 3 种类型。

a. Ⅴa型是Ⅱ型和Ⅳ型损伤的组合，即肩胛骨横行骨折再加一盂窝至肩胛体外下缘的骨折线，形成一附加盂下方的分离骨块。

b. Ⅴb 型是Ⅲ型和Ⅳ型损伤的组合，即再附加一盂上方分离的骨折块。

c. Ⅴc 型是Ⅱ型、Ⅲ型、Ⅳ型损伤的组合，即盂上、下方各增加一附加的分离骨块。

f. Ⅵ型骨折是盂窝严重的粉碎骨折。

（5）喙突骨折占全部肩胛骨骨折的 2%～5%，Eyres 根据损伤机制及骨折部位及范围将喙突骨折分为 5 种类型：Ⅰ型为喙突顶端或骺的骨折，Ⅱ型为喙突中部骨折，Ⅲ型为喙突基底骨折，Ⅳ型为波及肩胛体上部的骨折，Ⅴ型为延及肩盂的骨折。

5. 诊断标准

（1）患者多有明显外伤史，局部疼痛，上臂处于内收位，肩关节活动时疼痛加重。

（2）查体。局部疼痛，肩部软组织肿胀淤血，并有触压痛，有时可触到骨折部位的异常活动及骨擦音，肩关节活动受限。

（3）X 射线显示骨折。

（4）对关节盂骨折可进行 CT 检查，进一步了解骨折情况。

6. 诊断流程

诊断流程如图 3-5 所示。

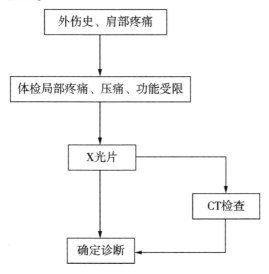

图 3-5　肩胛骨骨折诊断流程

三、治疗措施

肩胛骨骨折中绝大多数病例采用非手术方法治疗，由于血液循环丰富，骨折愈合较快，只有少数病例需进行手术治疗。

1. 体部及肩胛冈骨折

一般经过保守治疗即可取得满意的结果，以三角巾悬吊上肢或将上肢固定于胸壁，伤后 48 h 内骨折部位可以冷敷，以减轻水肿及出血，也可减轻疼痛。伤后 1 周，即可用肩关节做钟摆样运动，进行功能操练，防止肩关节粘连。有学者报道，肩胛体骨折移位超过 1 cm 时，手术治疗者功能恢复较满意。

2. 肩胛颈骨折

对无移位或轻度移位的肩胛颈骨折，采用保守治疗，三角巾保护患肢2～3周，伤后1周内开始肩关节功能锻炼。

对有明显移位的肩胛颈骨折可采用尺骨鹰嘴牵引3～4周，再改用三角巾保护治疗，也可进行手法整复，再以肩人字形石膏固定6～8周。

肩胛颈骨折并发同侧锁骨骨折时，由于失去锁骨的支撑稳定作用，颈部骨折移位明显而且很不稳定，称为浮动肩，应施行锁骨切开复位，并用钢板固定。锁骨骨折复位固定后，肩胛颈骨折也得到大致的复位而不必手术治疗，并可获得相对的稳定。

3. 肩峰骨折

无移位的肩峰骨折，保守治疗即可，以三角巾悬吊上肢，症状消失后行早期功能锻炼。对移位的肩峰骨折、骨折不愈合的肩峰骨折，应切开复位内固定，以张力带钢丝或钢板螺钉内固定，肩峰基底部骨折不愈合的可能性较大，早期切开复位内固定是良好的选择。

4. 喙突骨折

Eyres Ⅰ～Ⅲ型喙突骨折一般可施行非手术治疗，用三角巾保护3周。Ⅳ型及Ⅴ型的移位骨折多需手术复位，以松质骨螺钉固定，喙突骨折并发臂丛神经受压迫或通过肩胛切迹部位的骨折并发肩胛上神经损伤，经肌电图检查证实有冈上肌和冈下肌麻痹时，应施行手术探查。

5. 肩胛盂骨折

对大多数无移位和轻度移位的肩盂骨折可用三角巾或吊带保护，一般制动6周，早期开始肩关节功能锻炼。

盂缘的小片撕脱骨折，一般是肱骨头脱位时由关节囊、唇撕脱所致，前脱位时发生在盂前缘，后脱位时见于盂后缘。肱骨头复位后，采用三角巾或吊带保护3～4周。

根据Ideberg分类来决定手术方案。

（1）Ⅰ型骨折。如骨折移位大于1 cm，骨折块占关节面1/4以上，即有可能造成不稳定，需手术治疗。

（2）Ⅱ型骨折。肱骨头移位，盂肱关节不对称，关节面台阶超过0.5 cm，即有手术指征。

（3）Ⅲ型骨折。关节面台阶超过0.5 cm，同时关节上方悬吊复合体损伤，就应考虑手术。

（4）Ⅳ型骨折。关节面台阶超过0.5 cm，上下方骨折块有分离，即有手术指征。

（5）Ⅴ型骨折。其手术指征是关节面台阶超过0.5 cm，关节面分离，肱骨头移位，盂肱关节不对称，肩关节上方悬吊复合体损伤伴关节盂移位。

（6）Ⅵ型骨折。由于盂窝严重粉碎，不论骨块移位与否或有无肱骨头半脱位的表现，都宜进行切开复位。如果肩上方悬吊复合体有严重损伤，可手术复位、固定，改善盂窝关节面的解剖关系。

6. 治疗流程

治疗流程如图3-6所示。

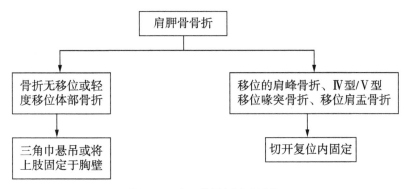

图 3-6　肩胛骨骨折治疗流程

四、预后评价

肩胛骨骨折极少需要做切开复位和内固定，大多数病例的处理为吊带悬挂上肢和早期主动活动，大多预后良好。少数骨折涉及关节内，移位较多或骨折不稳定时可能需要手术治疗，这部分患者如果处理不当可能引起肩关节疼痛和肩部功能障碍。肩胛骨骨折很少能获得令人满意的复位和内固定，幸运的是，即使有明显移位，结果通常可被接受。

五、最新进展

由于肩胛骨骨折的复杂性及治疗方法的多样性，骨折的预后判定和疗效评价缺乏可比性和可信度。近来肩胛骨骨折的手术治疗有增多趋势，其最终疗效的评估仍需进一步研究。

第三节　肱骨近端骨折

一、概述

肱骨近端骨折的类型和患者人群各不相同，治疗目标是重建无痛、满意的肩关节功能，这主要通过重建骨的解剖结构和保护软组织完整度来达到，治疗因患者和骨折的众多变异因素不同而差异很大。

肱骨近端由 4 个解剖部分组成：大结节、小结节、肱骨干和肱骨头。解剖颈是以前骺板的部位，外科颈则位于结节和解剖颈的远端，该区域皮质薄，使其结构薄弱而易于骨折。颈干角平均 145°，肱骨头相对于纵轴线后倾 25°～30°，肩胛带肌和肩袖止点使肱骨近端处于平衡状态，每一个部分的骨折都会破坏这种平衡，对骨折块造成变形力，胸大肌通过其在肱骨干的止点对肱骨干施加向前和向内的变形力，冈上肌、冈下肌和小圆肌附着于大结节，对肱骨头施加外旋力，肩袖的完整性比骨质量更重要，尤其是对老年人。骨折时，肱骨头关节部分的位置由保留下来的骨-韧带止点来决定，这些变形力及其带来的骨折块移位使闭合很难达到满意的复位。

肱骨头的供血动脉主要来自旋肱前动脉的分支,旋肱前动脉来自腋动脉,旋肱前动脉沿肩胛下肌下缘水平走行向外,于喙肱肌深层通过,到达二头肌腱沟处,并发出一升支,在大结节的水平进入骨内,在骨内弯曲走行通向后内,供应头部的大部血运。在头内弯曲走行的血管称为弓形动脉,此外,通过大、小结节肌腱附着于骺端的血管及旋后动脉的分支——后内侧血管,肱骨头也能得到部分血液供应。在肱骨近端骨折后,上述血管都被损伤,易造成肱骨头坏死。

二、诊断思路

1. 病史要点

同样的外力作用于肱骨近端,由于年龄及骨与关节囊韧带结构的强度不同,可发生不同类型的损伤。一般肱骨近端骨折均有明显的外伤史,造成肱骨近端骨折的第一种,也是最常见的外伤机制是上肢伸展位摔伤。造成骨折的外力多较轻微或为中等强度,而发生骨折的内在因素是骨质疏松。年轻患者遭受严重的外力,可造成严重的损伤,常表现为骨折伴盂肱关节脱位。造成肱骨近端骨折的第二种外伤机制是上臂过度旋转,尤其是在上臂外展位过度旋转时,肱骨上端与肩峰相顶触发生。第三种外伤机制是肩部侧方遭受直接外力,可造成肱骨大结节骨折。此外,肿瘤转移性病变,可使骨质破坏,骨强度减弱,遭受轻微外力即可发生骨折,肱骨近端是病理骨折好发部位之一。

2. 查体要点

(1) 伤后患侧肩部疼痛、肿胀、活动受限。

(2) 外伤 24 h 后肩胛带区、患侧上肢及胸廓广泛的瘀斑。

(3) 由于肩部肿胀,局部畸形可不明显。

(4) 主动、被动活动时可引起疼痛加重,严重者可听到骨擦音。

3. 辅助检查

辅助检查包括以下两点:

(1) 常规检查。先摄与肩胛骨纵轴垂直和平行的肩胛正侧位像,还需摄腋位像来判断脱位、结节移位程度和关节盂损伤的情况。该 X 光片需很少的外展,否则会引起患者的不适,改良 Velpeau 腋位像是退而求其次的方法。

(2) 特殊检查。肱骨头的劈裂和压缩损伤最好通过 CT 来加以鉴别,该技术可以进一步了解骨折程度、骨折块移位情况及肱骨头和关节盂损伤的范围。

4. 分类

Neer 在 1970 年建立了四部分分型系统,尽管其可重复性有争论,但 Neer 分型仍是评估和治疗常用的标准。Neer 将肱骨近端分为四部分:肱骨头或解剖颈、大结节、小结节、肱骨干或外髁颈。分型时考虑到骨折的部位和骨折块的数目,分类的依据是骨折移位的程度,即移位大于 1 cm 或成角畸形大于 45° 为明显移位(图 3-7)。

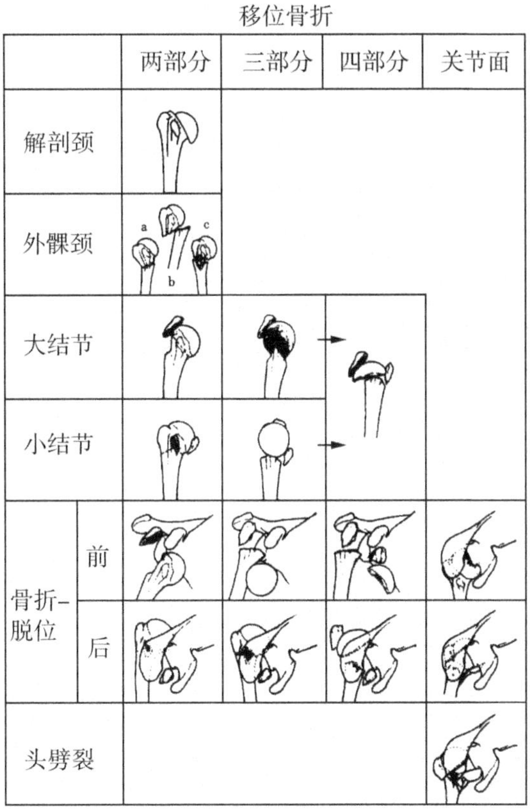

图 3-7 肱骨近端骨折 Neer 分型

5. 诊断标准

诊断标准包括以下四点：

（1）典型的外伤史。

（2）伤后患肩疼痛、肿胀、活动受限。

（3）肩胛正侧位像，腋窝位像，改良 Velpeau 腋窝像提示。

（4）肱骨头的劈裂和压缩损伤最好通过 CT 来加以鉴别。

6. 鉴别诊断

本病需要与下列疾病相鉴别：

（1）肩关节脱位。有外伤史，局部疼痛，方肩畸形，患肢活动障碍，需拍摄 X 光片明确诊断。

（2）肱骨病理性骨折。只需要很小的暴力即引起骨折，患者可有肿瘤病史，拍摄 X 光片可显示局部骨质异常，对疑有病理性骨折时，需进行 CT 扫描、全身同位素骨扫描或 MRI 检查。

7. 诊断流程

诊断流程如图 3-8 所示。

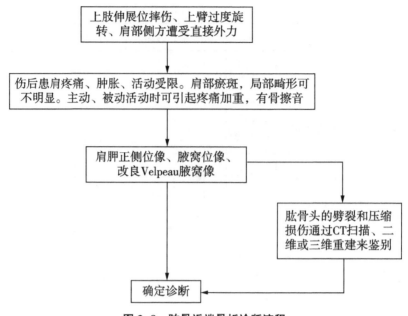

图 3-8 肱骨近端骨折诊断流程

三、治疗措施

肱骨近端骨折的治疗原则是争取理想的复位，尽可能地保留肱骨头的血液循环供应，保持骨折端的稳定，并能早期开始功能锻炼。但也要认识到肩关节是全身活动范围最大的关节，一定程度的畸形，由于活动范围的代偿，一般不会造成明显的功能障碍。因此，在决定治疗方案时，除根据骨折的移位、成角的大小及骨折的解剖部位等因素外，还需考虑患者年龄、全身状况、并发损伤、医疗技术条件等因素综合分析判断。

1. 轻度移位骨折（一部分骨折）

肱骨近端骨折中80%～85%为轻度移位骨折，一般均可采用非手术方法治疗。由于骨折块间没有明显的移位和成角畸形，骨块间仍留有一定的软组织联系，因此，骨折比较稳定，一般无须再复位。初期治疗是适当制动，保持患者舒适与骨折的稳定，早期开始肩关节功能锻炼，一般皆可取得满意的治疗效果。对有一定的移位或成角的骨折，也可给予适当的整复后采用相应的方法制动。一般可使用颈腕吊带、三角巾将患肢保护于胸侧，腋窝部垫一棉垫，也可采用绷带、棉垫将患肢包扎固定于胸侧，以达到制动、止痛、减轻不适的效果。制动7～10天后，肿胀开始消退、疼痛减轻；骨折端相对更为稳定后，即可开始肩关节功能锻炼。功能锻炼期间需间断拍摄X光片，复查骨折有无移位，以便指导功能锻炼的进程。功能锻炼的活动范围和强度应由小到大、循序渐进。初期主要为被动活动，增加活动范围为主，随着软组织的修复及骨折的愈合进程，逐渐转变为主动的增进肌肉力量的锻炼和抗阻力功能锻炼，一般每日练习3～4次，每次持续20～30 min，初期功能锻炼时可配合应用止痛药物。

2. 两部分解剖颈骨折

解剖颈骨折较为少见，由于肱骨头的血液循环受到破坏，因此肱骨头易发生缺血坏死。对于年轻患者,早期仍建议采用切开复位内固定。术中操作应力求减少软组织的剥离,减少进一步损伤肱骨头血运,尤其肱骨头后内侧仍连有部分干骺端骨折块时,肱骨头有可能经由后内侧动脉得到部分供血而免于坏死。此外,有碎骨块或解剖复位有困难时,可接受一定的骨折移位,不必强求解剖复位而增加更多的软组织剥离。内固定应力求简单有效,多采用克氏针、螺钉或钢丝张力带固定,以减少手术创伤。如果肱骨头骨折块较小,难以进行内固定,或对老年患者进行一期人工肱骨头置换术。

3. 两部分外科颈骨折

移位的外科颈骨折原则上应首选闭合复位治疗,闭合复位应在满意的麻醉下进行。全身麻醉效果较好,以保证肌肉松弛,易于手法操作及复位。复位操作应轻柔,根据创伤解剖及移位的方向按一定的手法程序进行,不要盲目、反复、粗暴地进行复位,否则不仅增加损伤,而且使骨折端变得圆滑,影响骨折端的稳定。有条件者可在C形臂X射线透视机监视下进行复位,移位的外科颈骨折可分为骨折端间成角嵌插、骨折端间完全移位及骨折端间粉碎移位,嵌插成角畸形大于45°者,应予手法矫正。外科颈骨折正位X光片上为内收畸形,侧位多有向前成角畸形,整复时需先进行轻柔牵引,以松动骨干与近骨折端间的嵌插,然后前屈和轻度外展骨干,矫正成角畸形。整复时牵引力不要过大,避免骨端间的嵌插完全解脱,影响骨端间的稳定。复位后用颈腕吊带或绷带包扎固定,也可采用石膏夹板固定。断端间有移位的骨折,近端骨折块因大、小结节完整,旋转肌力平衡,故肱骨头没有旋转移位;远端骨折因胸大肌的牵拉向前、内侧移位,整复时应先沿上臂向远侧牵引,当骨折断端达到同一水平时,轻度内收上臂以中和胸大肌牵拉的力量,同时逐渐屈曲上臂以使骨端复位,最好能使骨端复位后正位片上呈轻度外展关系。整复时助手需在腋部行反牵引,并以手指固定近端骨折块,同时,帮助推挤骨折远端配合术者进行复位。复位后如果稳定,可以吊带及绷带包扎固定或以石膏固定;如果骨折复位后不稳定,可进行经皮穿针固定,即骨折复位后,自三角肌止点以上部位进针斜向内上至肱骨头,一般以两枚克氏针固定,然后再从大结节部位进针斜向内下以第三枚针固定。该操作最好在C形臂X射线透视机监视下进行,核实复位固定后,将克氏针尾剪断并折弯留于皮下,必要时可在前方经远端骨折块向头方向以第四枚针固定。术后以三角巾保护,早期进行肩关节功能锻炼,术后4~6周,可拔除固定针。有时骨端间由于软组织嵌入,影响骨折的复位,肱二头肌长头肌腱夹于骨块之间是常见的原因,此时只能采用切开复位内固定治疗,手术操作应减少软组织的剥离,可以松质骨螺钉、克氏针、钢丝缝合固定或以钢板螺钉固定。粉碎型的外科颈骨折,如果移位不明显,复位改善移位后以吊带、绷带或以石膏夹板固定,有时也可采用肩人字形石膏固定或应用尺骨鹰嘴骨牵引维持复位,上臂置于屈曲,轻度外展位,待骨折处相对稳定或有少量骨痂时,可去除牵引,三角巾保护,并开始肩关节功能锻炼。粉碎骨折移位明显,不能进行闭合复位或很不稳定时,需进行切开复位内固定,一般可用钢板螺钉内固定,若内固定后骨折断端仍不稳定,则需加用外固定保护。

4. 两部分大结节骨折

移位大于1 cm的大结节骨折,骨折块向后上方移位,肩外展时大结节与肩峰撞击,影响盂肱关节功能,应采用手术治疗,缝合固定。盂肱关节前脱位并发大结节骨折发生率较高,一般应先进行闭合复位肱骨头,脱位复位后大结节骨块多也自动复位,可采用非手术方法治疗,若骨块不能复位,则需进行手术复位固定。

5. 两部分小结节骨折

单独小结节骨折极为少见,常并发于肩关节后脱位,骨块较小,不影响肩关节内旋时,可进行保守治疗,若骨块较大且影响内旋活动,则应进行切开复位、缝合固定。

6. 三部分骨折

三部分骨折原则上应手术治疗,手法复位难以成功。由于肱骨头的血液循环受到部分损伤,因此肱骨头有缺血坏死可能,报告发生率为3%~25%不等。手术的关键是将移位的结节骨块与肱骨头及干骺端骨块复位固定,无须力求解剖复位而剥离更多的软组织,以免增加损伤肱骨头的血液循环。内固定以克氏针、钢丝、不吸收缝线固定为主,不宜采用钢板、螺钉固定。有报告经钢板固定治疗者,肱骨头坏死率高达34%。年老、严重骨质疏松者,难以进行内固定维持复位时,可进行人工肱骨头置换术。

7. 四部分骨折

四部分骨折常发生于老年人、骨质疏松者。肱骨头缺血坏死发生率比三部分骨折更高,有的报告发生率高达13%~34%,一般应施行人工肱骨头置换术。对于年轻患者,如果肱骨头骨折块没有脱位,并保留有一定的软组织附着条件下,可试行切开复位,以克氏针、钢丝等较小创伤的内固定物固定。

8. 骨折脱位

骨折脱位包括以下三种:

(1) 两部分骨折脱位。盂肱关节脱位并发结节移位骨折时,应先复位肱骨头,关节脱位复位后,结节骨块也多可复位,复位后以吊带或绷带固定患肩。肩关节脱位复位后,如果结节骨块仍有明显移位,需手术复位固定结节骨折块。肱骨头脱位并发解剖颈骨折移位时,多需施行人工肱骨头置换术。肱骨头脱位并发外科颈移位骨折时,可先闭合复位肱骨头,然后再复位外科颈骨折,若闭合复位不成功,则需切开复位内固定。

(2) 三部分骨折脱位。一般均需切开复位肱骨头及移位的骨折,选择克氏针、螺钉、钢丝缝合固定,术中注意减少组织剥离。

(3) 四部分骨折脱位。由于肱骨头失去血液供应,因此应施行人工肱骨头置换术。

9. 肱骨头嵌压和劈裂骨折

肱骨头嵌压骨折一般是关节脱位的并发损伤,头压缩面积小于20%的新鲜损伤,可进行保守治疗。后脱位常发生于较大面积的头压缩骨折,当压缩面积达20%~45%时,由于肩关节不稳,可发生复发性后脱位,需将肩胛下肌及小结节移位至骨缺损处,以螺钉固定。当压缩面积大于45%时,需进行人工肱骨头置换术。肱骨头劈裂骨折或粉碎骨折多需进行人工肱骨头置换术。对于年轻患者,如果肱骨头骨折块连有较长的颈骨片,肱骨头骨折块可能仍保留有一定血循环供应,可进行切开复位内固定。

四、预后评价

肱骨近端骨折会造成肌肉、肌腱、骨和神经血管结构受损,一些并发症是骨折治疗中常见的,而另一些是肱骨近端骨折特有的,缺血性坏死发生的可能性决定于骨折类型、位置、移位程度和关节周围软组织的状况，已报道的发生率从三部分骨折的3%～25%上升到四部分骨折的90%以上。缺血性坏死在X光片上的表现可从一过性囊性变到大部或全部肱骨头塌陷，其对临床结果的影响各不相同。不论选择何种治疗方法，肱骨近端骨折的不愈合都不常见，骨折不愈合继发于骨折分离、软组织嵌入或局部血运损害，或是术后固定不当和过度强行活动。愈合不良、内固定相关疼痛和活动受限的后果前文已有论述。人工肱骨头置换术后最常见的并发症是结节愈合失败及该部分位置不良，这两种情况都可使正常肩关节功能不可或缺的肩袖平衡重建失败。任何手术治疗都可继术后感染，尽管关节部分的血运不稳定，但肩部其他部分的血运很好，降低了手术伤口感染的风险。非手术或手术治疗后的活动度受限较常见，并会随软组织损伤、愈合不良、内固定放置和粘连形成而增加。异位骨化使活动受限，可因残留的骨碎片、反复的暴力手法或延迟的手术治疗而发生。

五、最新进展

随着近年成角稳定性锁定钢板研究的深入，其临床应用的结果令人鼓舞，尤其是根据肱骨近端解剖设计的肱骨上端锁定板（locking plate of proximal humerus，LPPH）的广泛使用，使移位的肱骨近端骨折的治疗效果有很大的改善，其原理是将螺钉与钢板通过锥形螺纹锁定，形成一体，这样锁定钢板与骨形成一个框架结构；同时，由于锁定螺钉间相互成角，增加了抗拔出的阻力，大大增加了其在骨质疏松骨骼中的把持力，提供了足够的稳定性。由AO设计的LPPH根据肱骨近端的解剖设计，具有良好的塑形性，能在最少干预骨折血供的情况下进行复位固定，其锁钉的设计，提供了更佳的即时稳定性，对于骨折的愈合有重要意义。因此，LPPH是治疗肱骨近端骨折较好的内固定方式，尤其对于骨质疏松患者，LPPH应该是首选的内固定材料。

第四节　肱骨干骨折

一、概述

肱骨干骨折占所有骨折的1%～3%，可发生在任何年龄段，但在各人群中的发生原因不同，骨折可同时并发神经损伤，因此细致的询问病史和体检非常重要。完整的软组织覆盖和丰富的血供为骨折愈合提供了良好的环境，大多数病例保守治疗能够获得成功的愈合和优良的功能结果，但附着在肱骨上的多个肌肉的共同作用可引起畸形和患者的不适，所以部分骨折仍需要手术治疗。成功的治疗方法包括接骨板、髓内钉和外固定支架固定。手术入路可选择前路、前外侧、外侧、内侧或后方入路，骨折时或闭合复位时发生桡神经瘫痪者应特别引起注意。

二、诊断思路

1. 病史要点

大多数肱骨干骨折由创伤和摔倒时前臂伸展或体育活动时的低能量机制引起，螺旋骨折可由摔跤或投掷造成。更为复杂的肱骨干骨折并发更高能量的损伤机制，包括交通事故、高处坠落、工业事故和火器伤。病因很重要，因为高能量损伤和开放性骨折常并发肢体的神经和血管损伤。桡神经损伤可并发于远端骨折和开放性骨折，病理性骨折更多见于老年人群，常由低能量损伤机制造成，多并发代谢性或转移性肿瘤疾病。

2. 查体要点

肱骨干骨折并发有疼痛、肿胀和上肢畸形，除了患者因多发伤无反应，都容易诊断。骨折相对于肌肉止点的位置决定了畸形和骨折块移位的特点，在胸大肌止点近端的骨折，近端骨折块外展并因肩袖作用而外旋，同时，远端骨折块因胸大肌作用而向内移位；发生在胸大肌止点和三角肌止点之间的骨折特点是近端骨折块的内收和向内移位，以及远端骨折块因三角肌作用而向近端和外侧移位；发生在三角肌止点远端的骨折，近端骨折块受牵拉而外展，而远端骨折块发生轴向短缩。必须强调准确、完整体检记录的重要性，应进行细致的软组织和神经系统检查，由于桡神经与肱骨干邻近（尤其在中远端1/3处），易于损伤。应检查手的虎口背侧感觉和伸腕、伸指的运动功能；正中神经和尺神经的损伤不太常见。如进行闭合手法复位，必须再次进行神经和血管检查。

3. 辅助检查

影像学检查应包括肱骨干和相邻关节的两个彼此垂直的X光片（前后位和侧位），应拍摄肩肘关节的X光片以排除并发损伤和延至关节内的骨折，如果体检提示漂浮肘或漂浮肩，应进行前臂或肩部影像学检查加以排除。对有神经功能缺失的患者不宜在最初的7～10天内进行电生理检查。除病理性骨折外，不一定需要CT、MRI和骨扫描检查。

4. 分类

分类如图3-9所示。

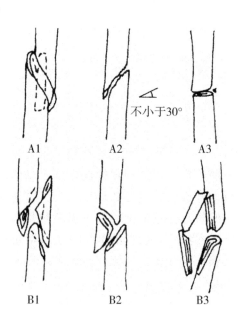

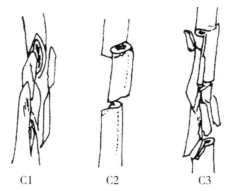

简单骨折：A1. 螺旋形；A2. 斜形；A3. 横断。
楔形骨折：B1. 螺旋楔形；B2. 弯曲楔形；B3. 粉碎楔形。
复杂骨折：C1. 螺旋形；C2. 多段；C3. 无规律。

图 3-9 肱骨干骨折分型

5. 诊断标准

诊断标准包括以下四点：

（1）典型外伤史。

（2）体格检查发现有疼痛、肿胀和上臂畸形。

（3）肱骨干和相邻关节的 2 个彼此垂直的 X 光片（前后位和侧位）提示。

（4）对可疑骨折和怀疑病理性骨折者进行 CT、MRI 和骨扫描检查明确。

三、治疗措施

1. 保守治疗

适用于移位不明显的简单骨折及有移位的中下 1/3 骨折经手法整复可以达到功能复位标准的。常用的有悬垂石膏、"U"形或"O"形石膏、小夹板固定、肩人字形石膏、外展架加牵引或尺骨鹰嘴牵引等。

2. 手术治疗

适应证：①开放性骨折（Ⅱ型及以上）；②不能接受的对线不良；③浮动肘或浮动肩；④双侧肱骨骨折；⑤病理性骨折；⑥多发伤（脑外伤、烧伤、胸外伤、多发骨折）；⑦骨不连；⑧涉及关节内的骨折。伴有桡神经损伤不是探查或切开复位内固定的指征，但骨折复位时出现桡神经损伤则是探查指征，另外伴有臂丛神经损伤时，固定肱骨可使患肢早期康复，缩短住院时间。伴有下肢损伤时，肱骨干内固定后辅助应用石膏托或支架，使前臂掌侧和上臂内侧部分负重，有利于尽早扶拐行走。可选择的固定方法有开放复位钢板螺钉固定、髓内钉固定，只有当开放性骨折大量骨质缺损或广泛粉碎性骨折无法应用内固定时，才考虑用外固定支架。

（1）钢板螺钉固定。钢板螺钉固定被许多创伤专家认为是金标准，良好的手术技巧可达到解剖复位和坚强内固定。钢板螺钉固定的最大益处是它能完全恢复肱骨干的长度、控制肱骨干的旋转和成角，复位质量高于其他外科治疗，并可避免对肩、肘关节功能的影响，使病程缩短至最小，对肩关节功能恢复尤其有利。

（2）髓内钉固定。和其他长管状骨一样，肱骨干骨折也适合髓内钉治疗。髓内钉可经肱骨大结节顺行置入，也可由肱骨髁上逆行置入，应用 Enders 钉、Hackethal 钉和 Rush 钉后骨折愈合率超过 90%，硬质交锁钉因其强大的稳定性和可靠的治疗效果已取代了软质、半硬质钉，主要用于更为严重的粉碎性骨折。

3. 治疗流程

治疗流程如图 3-10 所示。

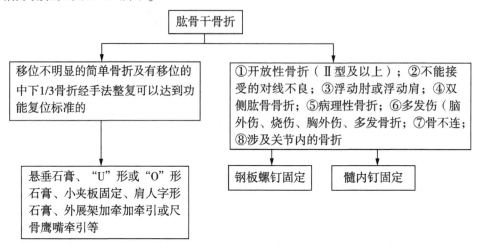

图 3-10　肱骨干骨折治疗流程

四、预后评价

肱骨干骨折常见的并发症是愈合不良、不愈合、感染和桡神经瘫痪。肱骨愈合不良的耐受性很好，多达 20°～25°的成角、15°的旋转和 2～3 cm 的短缩都不会引起任何功能受限。不愈合的发生率在非手术治疗时为 6%，而在手术治疗时为 25%，不愈合的相关因素包括多段骨折、骨折复位不良、酗酒、肥胖、营养不良、吸烟和不当的接骨板固定。多发伤患者在髓内钉治疗后使用拐杖，可使肱骨头承受轴向负荷，促进骨折愈合。不愈合通常发生在用加压接骨板和自体骨移植或扩髓交锁髓内钉治疗后，对于吸烟、营养不良或有系统性疾病的患者，发生不愈合后，最终愈合则更为困难。接骨板和髓内钉的感染并不常见，但外固定时针道炎症或感染的发生率很高。感染性不愈合需要积极手术清创，切除所有无活力的软组织和骨，同时注射抗生素并行稳定的加压固定。

五、最新进展

随着对骨折局部生物学环境的重视，在微创原则基础上发展起来的生物学固定技术逐渐在肱骨干骨折中得到应用。这一技术特点为通过间接方法实现骨折复位，将钢板通过肌肉下隧道插入桥接固定骨折端，因此，可以避免大面积的软组织切开及骨膜剥离，有效地保护了骨折端血供。Fernandez 等最先使用螺旋形钢板桥接固定 21 例肱骨近端及肱骨干骨折，其通过肱骨近端三角肌下间隙及远端肱肌下间隙插入螺旋形钢板，并将其固定在肱骨近端前方及远端外侧面，该治疗方法获得了良好的临床结果，无重要并发症发生。Apivatthakakul 等则首先应用直的内固定物通过前侧入路进行微创经皮钢板内固定治疗肱骨骨折，应用动力加压钢板和锁定加压钢板，均如期愈合，肩肘关节功能恢复满意。

新型内固定物锁定加压钢板理论上具有优于传统钢板的优势，从生物力学角度来讲，钢板与螺钉间的锁定所提供的角稳定性使其能够更好地对抗扭转应力，生物力学实验证实这是存在于肱骨上的最主要应力；从生物学角度讲，锁定加压钢板作为一个内支架，可以保持骨与钢板间存在一定的间隙，因而保护了骨折愈合的生物学环境，同时不会出现因神经嵌入钢板与骨之间而损伤，这两个原因使锁定加压钢板更适合于肱骨干骨折的微创治疗。

第五节　肱骨髁上骨折

一、概述

肱骨髁上骨折是指肱骨远端内外髁上方 2～3 cm 处的骨折，其中，伸直型占 90% 左右。以小儿最为多见，多发年龄为 5～12 岁。肘内翻是肱骨髁上骨折最常见的并发症之一。治疗的同时着重应预防神经、血管损伤、Volkmann 缺血挛缩。

二、诊断思路

1. 病史要点

肱骨髁上骨折多由间接暴力引起。跌倒时，手掌着地，暴力经前臂向上传递，身体向前倾，由上向下产生剪应力，使肱骨干与肱骨髁交界处发生骨折；或者跌倒时，肘关节处于屈曲位，肘后方着地，暴力传导至肱骨下端导致骨折。

2. 查体要点

肘部出现弥漫性肿胀、皮下瘀斑，肘部呈枪托样双曲畸形，局部明显压痛，有骨擦音及异常活动，肘关节前后方可扪到骨折断端，肘后三角关系正常。应注意有无神经血管损伤，腕部有无桡动脉搏动，手的感觉及运动功能。

3. 辅助检查

（1）常规检查。肱骨髁上骨折一般通过临床检查多能做出初步诊断，肘关节的正侧位 X 光片有助于了解骨折类型各移位情况，而裂缝骨折有时需照斜位片才能分辨骨折线。

（2）特殊检查。必要时可施行多排螺旋 CT 加二维重建来确诊。当怀疑有肱动脉损伤时，需施行动脉多普勒超声检查。

4. 分类

肱骨髁上骨折根据不同的分类方法可以分为不同的类型。

（1）按受伤机制分类，可分为伸直型和屈曲型（图 3-11）。

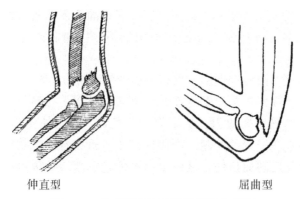

图 3-11　伸直型和屈曲型肱骨髁上骨折

（2）1959 年，Gartland 把伸展型骨折分为 Ⅰ、Ⅱ、Ⅲ 3 种类型，其中 Ⅱ 型又分为 ⅡA、ⅡB 两种亚型（图 3-12）。

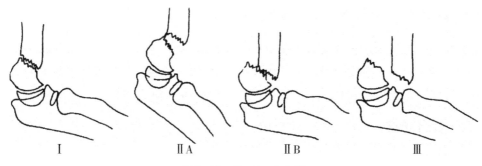

图 3-12　Gartland 分类

三、治疗措施

1. 保守治疗

（1）闭合复位外固定。这是治疗儿童肱骨髁上骨折最常用的方法，但这种治疗方法所带来的并发症发生率仍很高，肘内翻发生率为 24%～58%，Volkmann 缺血挛缩的发生率为 3%。手法复位尺偏畸形发生率高的主要原因是骨折断端旋转，骨折端受到前臂重力作用向尺侧倾垂，近端骨膜对远端骨折牵拉，造成肘内翻。闭合复位易加重创伤，复位成功率难以确定，复位后维持对位较为困难，肿胀消退后有再移位的可能。需要再整复者，可能引起关节僵硬和骺板损伤，并且皮肤水疱破损处理困难，功能恢复差，因此，闭合复位夹板或石膏固定只用于无移位的骨折。

（2）骨牵引。骨牵引是治疗肱骨髁上骨折的一种简单、安全、可靠的方法，并且是纠正尺偏和旋转、防止肘内翻的最佳方法。其主要优点为：①操作简单，创伤小；②小儿骨折愈合快，牵引 2～3 周即可，对肘关节功能影响不大；③采用悬吊式牵引，使患肢处于高位，利于消肿，对防止缺血性挛缩比其他方法有优越性；④配合床边 X 射线机或 C 形臂 X 射线透视机，能够及时发现和调整骨折的再移位，保证骨折正常愈合，防止肘内翻的发生。对新鲜肱骨髁上骨折，如肿胀严重或手法复位失败者可选用骨牵引，牵引 1～2 周后可改用石膏固定，也可牵引至骨愈合。

2. 手术治疗

（1）闭合复位经皮穿针固定。在 C 形臂 X 射线机的透视下采用闭合复位经皮穿针内固定治疗儿童肱骨髁上骨折，目前已成为国内外广泛使用的治疗方法。这种方法治疗儿童肱骨髁上骨折不仅创伤小，避免了开放复位对组织的损伤，还可以避免骨折远端向尺侧再移位，防止骨折畸形复位形成肘内翻，特别是对 Gartland Ⅱ型、Ⅲ型有部分和完全移位的骨折，应作为首选方法。

（2）切开复位内固定。儿童肱骨髁上骨折闭合复位不满意或有明显神经、血管损伤者，才有切开复位内固定的指征，可应用交叉克氏针加"8"字钢丝、交叉克氏针、平行克氏针固定。切开复位内固定因创伤大，出血多，操作较困难，术后有感染、粘连、异位骨化和关节僵硬等危险，故应严格掌握其适应证。

四、预后评价

国内外对儿童肱骨髁上骨折的治疗具有相当丰富的经验，但由于其损伤年龄及解剖位置特殊，经非手术或手术治疗，肘内翻发生率仍颇高。Volkmann 缺血挛缩与关节僵硬等严重并发症仍时有发生。因此，儿童肱骨髁上骨折的治疗至今对临床医生仍是富有挑战性、值得重视和提高的课题。

第六节 肱骨髁间骨折

一、概述

肱骨髁间骨折是青壮年严重的肘部损伤之一，但 50～60 岁的伤者也时常可见。由于损伤程度的差异，以及所采用的治疗措施的合宜度，其最终结果往往有很大不同。无移位的髁间骨折不需特殊处理，但必须保持骨折的稳定，经适当的制动及功能锻炼后，肘关节的屈伸活动多可恢复。明显移位的肱骨髁间骨折，多有骨折块的旋转及关节面的严重损伤。对这种类型骨折的治疗，存在不同意见，非手术疗法往往不能得到满意的骨折复位。在某些病例中，手术疗法可得到理想的骨折对位，功能恢复良好，但必须具备一定的条件。究竟采用什么方式治疗这种骨折，仍然要取决于伤者的情况及医疗条件。

二、诊断思路

1. 病史要点

（1）伸展型。跌倒时，肘关节处于伸展位，暴力作用于尺骨，向上撞击造成骨折，使肱骨内、外髁分裂，向两侧分离，骨折近端向前移位，骨折远端分裂为两块或多块并向后方移位。

（2）屈曲型。肘关节在屈曲位时直接撞击地面，也可能由于尺骨鹰嘴向上撞击所致，内上髁断面呈三角形，当暴力传导至该部时，尺骨鹰嘴犹如楔子撞击内外髁间的滑车沟，致两髁间分离移位，而肱骨下端向后移位。

2. 查体要点

肘关节剧烈疼痛，压痛广泛，肿胀明显，可伴有畸形，肘关节呈半屈曲状，伸展、屈曲和旋转受限，前臂多处于旋前位。检查时可触及骨折活动和骨摩擦感并务必予以注意肘后三角骨性标志紊乱，血管和神经是否受到损伤。

3. 辅助检查

摄肘部正侧位X光片，不但可明确诊断，而且对于骨折类型和移位程度的判断也有重要意义，对并发肘部其他损伤亦可显示。必要时可行多排螺旋CT加二维、三维重建明确骨折块的大小、形态、位置及关节面的形态。

4. 分类

肱骨髁间骨折可分为以下类型：

1) 伸直内翻型。

肘伸直位受伤，伴有明显的肘内翻应力作用，骨折块向尺侧及后方移位，依损伤程度而将其分为三度（图3-13）。

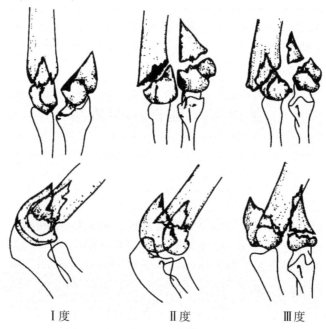

图3-13 伸直内翻型肱骨髁间骨折分度

（1）Ⅰ度。骨折外力沿尺骨传导到肘部，尺骨鹰嘴半月切迹就像一个楔子嵌入肱骨滑车而将肱骨髁劈裂。内翻应力仅将骨折远段及前臂移向尺侧。髁间的骨折线偏向内侧并向内上方延续，内上髁及其上方的骨质完整。

（2）Ⅱ度。骨折也是伸直内翻应力致伤，但内翻应力较Ⅰ度损伤时大，致使在内上髁上方有一个蝶形三角骨折片，但它并未完全分离，其骨膜仍与肱骨下端内侧骨膜相连，它的存在不利于骨折复位后的稳定。

（3）Ⅲ度。骨折内翻应力较Ⅰ度及Ⅱ度时更大，内侧的三角形骨折片已完全分离，即使将其复位也难以维持其稳定。肘内侧结构的缺陷极易导致骨折段向内倾斜，这是导致晚期发生肘内翻的一个因素。

2）屈曲内翻型。

肘关节在屈曲位受伤，同时伴有肘内翻应力，骨折块向尺侧及肘前方移位，依据损伤程度也将其分为三度（图 3-14）。

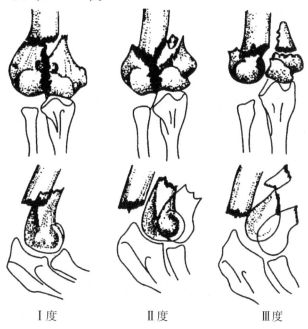

图 3-14 屈曲内翻型肱骨髁间骨折分度

（1）Ⅰ度。骨折有两种不同的表现。一种为肘在屈曲位受伤，尺骨鹰嘴从后向前将肱骨髁劈裂，同时屈曲应力致使在髁上部又发生骨折。其特点为肱骨髁关节面较完整，髁上部骨折线较高且呈横断状，是典型的"T"形骨折表现。另一种为屈曲及内翻应力共同致伤者，骨折形状类似于伸直内翻型的Ⅰ度骨折，但骨折块移向肘前方。

（2）Ⅱ度。骨折也是屈曲及内翻应力共同致伤者，其表现和伸直内翻型的Ⅱ度类似，但骨折块也是向肘前方移位。

（3）Ⅲ度。骨折致伤外力与前者相同，与伸直内翻型Ⅲ度骨折类似，但内侧三角形骨折片的形状不如伸直型的典型，骨折块也是处在肘前内侧。

绝大部分的肱骨髁间骨折都可纳入伸直内翻型和屈曲内翻型这两种类型的损伤之中，但因致伤外力的复杂性，尤其是还有直接外力致伤者，故骨折的类型可能很特殊，但这仅是很少一部分。进行上述骨折分类的目的在于根据不同的骨折类型而选择合适的治疗方式。

5. 诊断标准

诊断标准包括以下四点：

（1）典型的外伤史。

（2）体格检查发现有疼痛、肿胀和肘关节畸形。

（3）摄肘关节正侧位 X 光片明确诊断。

（4）多排螺旋 CT 加二维、三维重建明确骨折块的大小、形态、位置，以及关节面的形态。

三、治疗措施

肱骨髁间骨折的治疗方法很多，而要得到好的结果，其关键在于掌握各种方法的适应证及正确的操作技术。

1. 保守治疗

闭合复位外固定是常采用的治疗方法之一，适用于内髁、外髁较为完整及轻度分离而无明显旋转者。在良好的麻醉下，在上臂及前臂施行牵引及反牵引，待肱骨下端与髁的重叠牵开后，再从肘的内外侧同时向中间挤压两髁，此时内外髁的分离及轻度旋转即可矫正，透视后如果复位满意即可用长臂石膏前后托制动固定，2周后再更换1次石膏，肘部的屈曲程度不能单纯依靠是屈曲型还是伸直型而定，更要在透视时观察在何种位置最稳定。复位固定即固定于此位置。制动时间为4～5周，去除制动后再逐渐练习肘关节的屈伸活动。对于无移位的骨折，仅维持骨折不再移位即可，可用石膏托或小夹板制动4周。

2. 手术治疗

采用切开复位内固定，辨认肱骨下端骨折块移位方向及骨折线、关节面，然后将其复位，但粉碎严重者无法复位。若为两三块，可在两髁间用骨栓固定，肱骨下端用两枚短钢板螺钉，也可用"T"形及"Y"形钢板、重建钢板等予以固定，但是任何一种内固定并非完美。若钢板固定牢靠，有利早期功能锻炼，但肱骨远端皮质较薄，钢板固定比较困难，尤其是粉碎严重者，以及骨质疏松患者，无法达到有效的内固定。内外侧髁及髁上骨块较大的骨折，用钢板固定比较合适。术后以上肢石膏固定，3～4周后拆除石膏，进行功能锻炼。

3. 尺骨鹰嘴牵引加闭合复位

伤后未能及时就诊或经闭合复位而未成功者，肘部肿胀严重，皮肤起水疱等，不宜再次手法复位及应用外固定，可施行床边尺骨鹰嘴牵引，待肱骨髁和骨折近端的重叠牵开后，再做两髁的手法闭合复位，其后可用夹板或大的巾钳夹持住内外髁以维持复位，待3～4周后去除牵引再逐渐练习关节的屈伸活动。

4. 功能疗法

骨折后，由于各种因素的限制而不宜行骨折的复位或不可能做复位及制动。将患肢悬吊在胸前和及早进行肘关节的屈伸活动，并利用尺骨鹰嘴的模造作用形成一定范围的活动，最终能满足一般的日常生活需要，这就是所谓的功能疗法。由于骨折未行复位及早期就开始活动，肘部损伤组织的修复很慢，肿胀持续时间较长而恢复较慢。但在不具备特定的医疗条件时，这仍不失为一种治疗方法。

四、预后评价

1. 手术后感染

这是开放复位内固定后最严重的并发症，特别是感染已波及关节内时，表浅的感染对预后无明显影响。感染的原因是多方面的，但和手术操作困难及时间过长等关系较大。因有内固定物的存在，故感染不易控制，伤口经久不愈，有时需要将内固定物取出并彻底清创后,伤口方可痊愈。曾有一例患者术后感染,经适当处理后,伤口在3个月内愈合,术后一年半时肘伸屈在30°~105°。

2. 骨折不愈合

开放复位内固定需要良好的切口显露,因此,切口长、组织剥离广泛,内、外髁附着的软组织有时也需要做较大范围的剥离,这对骨折块的血运会有进一步的影响。但实际上很少会发生骨折不愈合,而不愈合的发生往往和内固定达不到要求有关,如骨折复位欠佳而遗有较大的骨折缝隙,或固定不甚牢固而又进行早期关节活动,以及感染等。

3. 肘内翻畸形

无论用开放复位还是闭合复位方法治疗,此种骨折都易发生肘内翻,特别是在Ⅲ度骨折中。闭合复位后内侧潜在的不稳定在骨折愈合过程中就会逐渐显示出来,而导致携物角减小甚至发生明显的肘内翻畸形。在开放复位时,由于三角形骨折片较小而固定困难,在复位及固定过程中就可能使携物角减小。加之固定又不甚牢固,在术后进行关节功能练习时即可导致进一步的移位而发生明显的肘内翻畸形。

4. 关节周围骨化

开放复位内固定虽然需要广泛的组织剥离,但很少发生关节周围的异位骨化而导致功能障碍,如果手术拖延至伤后2~3周进行,则很易发生骨化而引起功能恢复不良。

五、最新进展

尽管国外有人对骨折粉碎、骨质疏松严重的患者开始尝试Ⅰ期全肘关节置换术,但切开复位板钉内固定术仍是治疗髁间骨折的首选。尤其是双钢板固定,对大多数肱骨髁间骨折可取得良好疗效。

第四章

下肢损伤

第一节 髋臼骨折

一、概述

髋臼骨折主要由压砸、撞挤、轧碾或高处坠落等高能量损伤所致，多见于青壮年。由于其解剖复杂、骨折往往移位严重、手术暴露和固定困难等，以往治疗髋臼骨折多采用保守方法，但其最终的治疗结果往往不令人满意。因此，髋臼骨折的诊断和治疗对于多数骨科医师来说仍然具有挑战性，Letournel 和 Judet 等经过长期艰苦的工作，为髋臼骨折的诊断和治疗奠定了基础。目前，外科手术已成为治疗髋臼骨折的主要方法。

二、分型

关于髋臼骨折的分类已有多种方法，其中以 Letournel-Judet 分型最为常用。现重点对 Letournel-Judet 分型及 AO 分型做介绍。

1. Letournel-Judet 分型

Letournel 和 Judet 主要根据解剖结构的改变进行分型，而不像大多数骨折分型那样，要考虑骨折的移位及粉碎程度，以及是否并发脱位等因素。根据髋臼前后柱和前后壁不同骨折组合，Letournel 和 Judet 将它们分为两大类、10 个类型的骨折。

1）单一骨折。

单一骨折涉及 1 个柱或 1 个壁的骨折，或单一骨折线的骨折（横断骨折），共有 5 个单一骨折类型。

（1）后壁骨折。后壁骨折多见髋关节后脱位，髋臼后方发生骨折并有移位，但髋臼后柱主要部分未受累及。后壁骨折最常见，约占髋臼骨折的 23%。其放射学上有如下特点：前后位，可见一骨块影，与脱位股骨头重叠，臼后缘线缺如。其余 5 个放射学标记均完整。这种骨折与髋关节后脱位伴髋臼骨折不同：前者骨块大，多在 3.5 cm×1.5 cm 以上，后者骨块小；前者无弹性固定，只需将伤肢伸直外展即可复位，但屈曲内收，可再脱位，后者手法复位后较稳定。闭孔斜位对于后壁骨折最为重要，可显示后壁骨折的大小；股骨头可能处于正常位置，或处于半脱位及脱位；前柱和闭孔环是完整的。髂骨斜位显示髂骨后缘、髋臼前缘及髂骨翼完整，后壁骨折块和髂骨翼相重叠。CT 扫描检查：①可判断骨折块的大小、移位程度；②显示股骨头的位置；③显示有无边缘压缩骨折；④关节内有无游离骨折块。

（2）后柱骨折。后柱骨折多见于髋关节中心性脱位，少数见于髋关节后脱位，其骨折发生率约为3%。骨折始于坐骨大切迹顶部附近，于髋臼顶后方进入髋臼关节面，向下至髋臼窝、闭孔及耻骨支，但并不累及髋臼顶。后柱骨折的放射学特点如下：前后位，髂坐线、后缘线断裂，髋臼顶、髂耻线、前缘及泪滴完整；股骨头随骨块向内移位。闭孔斜位，显示前柱完整，偶尔可看到股骨头后脱位。髂骨斜位，清楚地显示后柱骨折移位程度，而前缘完整。CT扫描检查：①在髋臼顶部的骨折线为冠状面；②显示股骨头伴随后柱骨折的移位程度；③通常可看到后柱向内旋转。

（3）前壁骨折。前壁骨折见于髋关节前脱位，其发生率最低，约为2%。骨折线通常从髂前下棘的下缘始，穿过髋臼窝底，达闭孔上缘的耻骨上支。其放射学上有如下表现：前后位，前缘出现断裂；髂耻线在其中部断裂。闭孔斜位，完整地显示斜方形的前壁骨折块；后缘完整；显示闭孔环断裂的部位——坐耻骨切迹处。髂骨斜位，显示髂骨后缘及髂骨翼完整；可见前壁骨折面。CT扫描检查：显示前壁骨折的大小及移位程度。

（4）前柱骨折。前柱骨折的发生率为4%~5%。骨折线常起于髂嵴，终于耻骨支，使髋臼前壁与髋臼顶前部分离，也可起于髂前上棘与髂前下棘之间的切迹而向耻骨角延伸。此外，当骨折线位置较低时，则由髂腰肌沟向耻、坐骨支移行部延伸并累及前柱下部。其典型的放射学表现为：前后位，髂耻线和前缘断裂；泪滴常常向内移位；闭孔环在耻骨支处断裂。闭孔斜位，对前柱骨折很重要，可看到股骨头随前柱骨折的移位程度、闭孔环断裂的部位；髋后臼缘完整。髂骨斜位，髂骨后缘完整，可看到竖起的骨块的截面。CT扫描检查：显示前柱有移位程度和方向，可看到后柱是完整的。

（5）横断骨折。典型的横断骨折系骨折线横形离断髋臼，将髋骨分为上方的髂骨和下方的坐、耻骨。骨折可横穿髋臼的任何位置，通常位于髋臼顶与髋臼窝的交界处，称为顶旁骨折；有时骨折线也可经髋臼顶，称为经顶骨折；偶尔骨折线也可经过髋臼窝下方，称为顶下骨折。发生横断骨折其坐、耻骨部分常向内侧移位而股骨头向中央脱位。横断骨折占整个髋臼骨折的7%~8%。其放射学表现为：前后位，4个垂直的放射学标记（髂耻线、髂坐线、前缘和后缘）均断裂；闭孔环完整，股骨头随远折端向内移位。闭孔斜位为显示横断骨折的最佳位置，可看到完整的骨折线；闭孔环完整；显示骨折向前或后移位的程度。髂骨斜位，显示后柱骨折的移位程度及后柱骨折在坐骨大切迹的位置。CT扫描检查：可判断骨折线的方向，在矢状面骨折线呈前后走向。

2）复合骨折。

至少由2个单一骨折组合起来的骨折为复合骨折。

（1）"T"形骨折。这是在横行骨折基础上并发下方坐、耻骨的纵形骨折，这一纵形骨折垂直向下劈开闭孔环或斜向前方或后方，当纵形骨折线通过坐骨时闭孔可保持完整。与横形骨折相似的是，发生"T"形骨折时髋臼顶多不累及。"T"形骨折约占髋臼骨折的7%。其放射学表现复杂，主要表现是在横形骨折的基础上存在着远端前后柱的分离。因此其除横形骨折的所有放射学表现外，还有以下特点：前后位片上远端的前后柱有重叠，泪滴和髂耻线分离；闭孔斜位上看到通过闭孔环的垂直骨折线；髂骨斜位上可能发现通过四边体的垂直骨折线。CT扫描检查：前后方向骨折线的基础上，有一横形骨折线将内侧部分分为前后两部分。

(2) 后柱并发后壁骨折。此类型骨折的发生率为4%~5%。其放射学表现如下：前后位，髂耻线和前缘完整，髂坐线断裂并向骨盆入口缘的内侧移位，可发现有股骨头的后脱位及后壁骨折块。闭孔斜位，可清楚地显示后壁骨折的大小及闭孔环的破裂，髂耻线完整。髂骨斜位，显示后柱骨折的部位及移位程度，证实前壁骨折完整。CT扫描检查：所见同后壁骨折及后柱骨折。

(3) 横断并发后壁骨折。这类骨折发生率约为19%，在所有复合骨折中，仅次于双柱骨折而排在第2位。其放射学表现为：前后位，常见股骨头后脱位，有时可见股骨头中心脱位；4个垂直的放射学标记（髂耻线、髂坐线、前缘和后缘）均断裂；泪滴和髂坐线的关系正常，闭孔环完整。闭孔斜位，可清晰显示后壁骨折的形状和大小，显示横断骨折的骨折线及移位闭孔环完整。髂骨斜位，可显示后柱骨折部位及移位程度，髂骨翼和髋臼顶完整。CT扫描检查：所见同后壁骨折及横断骨折。

(4) 前壁或前柱合并后半横形骨折。这类骨折指在前壁和（或）前柱骨折的基础上伴有1个横断的后柱骨折，其发生率为6%~7%。前后位及闭孔斜位，可显示骨折线的前半部分，髂耻线中断并随股骨头移位，髂坐线及髋臼后缘线则因横断骨折而中断。髂骨斜位，显示横断骨折位于髂骨后缘。

(5) 完全双柱骨折。2个柱完全分离，表现为围绕中心脱位股骨头的髋臼粉碎骨折。其发生率高，约为23%。前后位，股骨头中心脱位，髂耻线、髂坐线断裂，髋臼顶倾斜，髂骨翼骨折，闭孔环断裂。闭孔斜位，可清楚地显示分离移位的前柱骨折，移位的髋臼顶上方可见形如"骨刺"的髂骨翼骨折断端，此为双柱骨折的典型特征。髂骨斜位，显示后柱骨折的移位及髂骨的骨折线。CT扫描检查：可显示髂骨翼骨折；在髋臼顶水平，前后柱被一冠状面骨折线分开。

2. AO分型

在Letournel-Judet分类的基础上，AO组织根据骨折的严重程度进一步将髋臼骨折分为A型、B型、C型。

(1) A型。骨折仅波及髋臼的1个柱，其中，A1型为后壁骨折，A2型为后柱骨折，A3型为前壁和前柱骨折。

(2) B型。骨折波及2个柱，髋臼顶部保持与完整的髂骨成一体，其中，B1型为横断骨折及横断伴后壁骨折，B2型为"T"形骨折，B3型为前壁或前柱骨折伴后柱伴横形骨折。

(3) C型。骨折波及2个柱，髋臼顶部与完整的髂骨不相连，其中，C1型为前柱骨折线延伸到髂骨嵴，C2型为前柱骨折线延伸到髂骨前缘，C3型为骨折线波及骶髂关节。

三、诊断

临床主要表现为髋关节局部疼痛及活动受限，若并发股骨头脱位，则表现为相应的下肢畸形与弹性固定。当发生髋关节中心脱位时，其疼痛及功能障碍均不如髋关节前、后脱位，体征也不明显。脱位严重者可表现患肢短缩。同时应注意有无并发大出血、尿道或神经损伤，以及其他部位有无骨折。

四、治疗

对于髋臼骨折，在治疗前应对患者进行全面、详细的评估，这些评估包括患者的一般状况、年龄、是否并发其他损伤及疾病、骨折的情况、是否并发血管神经的损伤等。髋臼骨折多为高能量损伤，并发胸腹脏器损伤以及其他部位的骨折比例较高，常因大出血导致休克，在治疗上应特别强调优先处理那些对生命威胁更大的损伤及并发症。关于髋臼骨折的治疗目前意见尚未完全统一，多数意见主张对骨折块无移位或较小移位者应行下肢牵引，对骨折块移位较大或股骨头脱位者则先行闭合复位及下肢牵引，对效果不满意者则应尽早行手术复位及内固定治疗，对无法行早期手术治疗者可非手术治疗，后期视病情行关节重建手术。

（一）非手术治疗

1. 适应证

(1) 年老体弱并发全身多脏器疾病，不能耐受手术者。
(2) 伴有严重骨质疏松者。
(3) 手术区域局部有感染者。
(4) 无移位或移位小于 3 mm 的髋臼骨折。

2. 非手术治疗的方法

患者取平卧位，采用股骨髁上或胫骨结节牵引，牵引重量不可太大，以使股骨头和髋臼不发生分离为宜。牵引时间一般为 6～8 周，去牵引后不负重做关节功能锻炼；8 周后渐开始负重行走。

（二）手术治疗

1. 适应证

对髋臼骨折移位明显、骨折累及髋臼顶负重区或股骨头与髋臼对合不佳者，应手术复位及内固定。髋臼骨折的移位程度较难掌握，目前多数意见将 3 mm 作为标准，当骨折移位超过 3 mm 时一般应手术治疗。如骨折线位于髋臼顶负重区，尽管髋臼骨折移位较轻，但髋关节的稳定性较差，此时仍应考虑手术治疗。

2. 手术时机

除开放性损伤或股骨头脱位不能复位外，对髋臼骨折一般不做急诊手术。Letournel 根据从髋臼受伤到接受手术治疗的时间，将髋臼骨折、手术治疗分为 3 个时间段，即从受伤当天至伤后 21 天，伤后 21～120 天，伤后超过 120 天，并进行临床对比研究，认为内固定在 2 周内完成的髋臼骨折，其治疗效果优良率超过 80%；如果时间超过 21 天，有明确的病理改变出现在髋臼的周围软组织中，增加了手术显露、复位和固定的难度，影响术后效果。因此，多数学者认为，最佳手术时机一般为伤后 5～7 天。

3. 术前准备

术前应对患者进行全面、细致的检查，对影像学资料应周密分析，根据骨折类型，确定手术方案，做到对手术途径、步骤及术中可能遇到的困难心中有数。术前患者应常规备皮及清洁肠道，留置导尿，术前应用抗生素。

4. 手术入路

Letournel 认为任何手术入路都无法满足所有类型髋臼骨折的需要，若手术入路不当，则可能无法对骨折进行复位的固定，对于一特定类型的髋臼骨折而言，总有一个合适的手术入路。常用的主要手术入路有 Kocher-Langenbeck 入路、髂腹股沟入路、延长的髂股入路等。

一般来说，髋臼骨折类型是选择手术入路的基础。有学者推荐的手术入路选择如下：

（1）对于后壁骨折、后柱骨折及后柱并发后壁骨折，一定选择后方的 Kocher-Langenbeck 入路。

（2）对于前壁骨折、前柱骨折及前壁或前柱并发后半横形骨折，应选择前方的髂腹股沟入路。

（3）对于横断骨折，大部分可选用 Kocher-Langenbeck 入路，如果前方骨折线高且移位大，可选髂腹沟入路。

（4）对于横断伴后壁骨折，大部分可选用 Kocher-Langenbeck 入路，如果前方骨折线高且移位大，可选前后联合入路。

（5）对于"T"形骨折和双柱骨折，则应进行具体分析，大部分"T"形骨折可经 Kocher-Langenbeck 入路完成，大部分双柱骨折可经髂腹股沟入路完成。

5. 术中复位与内固定

髋臼解剖复杂，骨折固定困难，需要专用的复位器械和内固定物。最常用的器械包括各种型号的复位钳和带有柄的 Schanz 螺钉等。复位钳主要用于控制骨折块的复位，Schanz 螺钉拧入坐骨结节可控制后柱或横行骨块的旋转移位。内固定材料为各种规格的重建钢板和螺钉。髋臼骨折的复位没有固定的原则，每一具体的骨折类型采取不同的方法。一般应先复位并固定单一骨折块，然后再将其他骨折块与已固定的骨折块固定到解剖复位。钢板放置前一定要准确塑形，以减少骨折端的应力。在完成固定后，检查髋关节的活动，同时注意异常声音或摩擦感，如有异常，可能有螺钉进入关节内。术中应施行 C 臂透视以检查骨折复位及内固定情况。

术后伤口常规负压引流 24～72 h。如果复位和固定牢靠，术后一般不需牵引。尽早开始髋关节功能锻炼，有条件者应使用连续性被动运动器械进行锻炼，注意预防深静脉血栓形成及肺栓塞。术后应定期复查 X 光片，以了解骨折愈合情况。开始负重时间应视骨折严重程度及内固定情况而定，但完全负重时间不应早于 2 个月。

第二节　骨盆骨折

一、概述

骨盆位于躯干与下肢之间，是负重的主要结构；同时盆腔内有许多重要脏器，骨盆对之起保护作用。骨盆骨折可造成躯干与下肢的桥梁失去作用，同时可造成盆腔内脏器的损伤。随着现代工农业的发展和交通的发达，各种意外和交通事故迅猛增加，骨盆骨折的发生率也迅速增高。在所有骨折中，骨盆骨折占 1%～3%，其病死率在 10% 以上，是目前造成交通事故死亡的主要因素之一。

（一）发病机制

引起骨盆骨折的暴力主要有以下 3 种方式。

1. 直接暴力

由压砸、碾轧、撞击或高处坠落等损伤所致骨盆骨折，多系闭合伤，且伤势多较严重，易并发腹腔脏器损伤及大量出血、休克。

2. 间接暴力

由下肢向上传导抵达骨盆的暴力，因其作用点集中于髋臼处，故主要引起髋臼中心脱位及耻、坐骨骨折。

3. 肌肉牵拉

肌肉突然收缩致使髂前上棘、髂前下棘及坐骨结节骨折。

（二）分类

由于解剖上的复杂性，骨盆骨折有多种分类，依据不同的标准，可有不同的分法。如依骨折的部位分为坐骨骨折、髂骨骨折等；依骨折稳定性或是否累及骨盆负重部位而分为稳定与不稳定骨折；依致伤机制及外力方向分为前后受压及侧方受压骨折；依骨折是否开放分为开放或闭合骨折。下面介绍目前主要的分类方法。

1. Tile 分型

Pennal 等于 1980 年提出了一种力学分型系统，将骨盆骨折分为前后压缩伤、侧方压缩伤和垂直剪切伤。Tile 于 1988 年在 Pennal 分型的基础上提出了稳定性概念，将骨盆骨折分为 A 型（稳定）、B 型（旋转不稳定但垂直稳定）、C 型（旋转、垂直均不稳定），这一分型系统目前被广泛应用。

（1）A 型。A 型可进一步分为两组。A1 型骨折为未累及骨盆环的骨折，如髂棘或坐骨结节的撕脱骨折和髂骨翼的孤立骨折；A2 型骨折为骨盆环轻微移位的稳定骨折，如老年人中通常由低能量坠落引起的骨折。

（2）B 型。B 型表现为旋转不稳定。B1 型骨折包括"翻书样"骨折或前方压缩损伤，此时前骨盆通过耻骨联合分离或前骨盆环骨折而开放，后骶髂的骨间韧带保持完整。Tile 描述了这种损伤的分期。第一期，耻骨联合分离小于 2.5 cm，骶棘韧带保持完整；第二期，耻骨联合分离大于 2.5 cm，伴骶棘韧带和前骶髂韧带破裂；第三期，双侧受损，产生 B3 型损伤。B2-1 型骨折为有同侧骨折的侧方加压损伤；B2-2 型骨折有侧方加压损伤，但骨折在对侧，即"桶柄状"损伤，韧带结构通常不因伴骨盆内旋而遭到破坏。

（3）C 型。C 型表现为旋转和垂直均不稳定，包括垂直剪切损伤和造成后方韧带复合体破坏的前方压缩损伤。C1 型骨折包括单侧的前后复合骨折，且依后方骨折的位置再分为亚型；C2 型骨折包括双侧损伤，一侧部分不稳定，另一侧不稳定；C3 型骨折为垂直旋转均不稳定的双侧骨折。Tile 分型直接与治疗选择和损伤的预后有关。

2. Burgess 分类

1990 年，Burgess 和 Young 在总结 Pennal 和 Tile 分类的基础上，提出了一个更全面的分类方案，将骨盆骨折分为侧方压缩型（lateral compression，LC）、前后压缩型

(anteroposterior compression，APC)、垂直压缩型（vertical shear，VS）、混合型（combined mechanism，CM）。APC 与 LC 每型有 3 种损伤程度。APC-Ⅰ型为稳定型损伤，单纯耻骨联合或耻骨支损伤。APC-Ⅱ型损伤为旋转不稳定并发耻骨联合分离或少见的耻骨支骨折，骶结节、骶棘韧带及骶髂前韧带损伤。APC-Ⅲ型损伤常并发骶髂后韧带断裂，发生旋转与垂直不稳定。LC-Ⅰ型损伤产生于前环的耻坐骨水平骨折以及骶骨压缩骨折，所有骨盆的韧带完整，骨盆环相当稳定。LC-Ⅱ型损伤常并发骶后韧带断裂或后部髂嵴撕脱。由于后环损伤不是稳定的嵌插，产生旋转不稳定。骨盆底韧带仍然完整，故相对垂直稳定。LC-Ⅲ型损伤又称为"风卷样"骨盆。典型的滚筒机制造成的损伤首先是受累侧骨盆因承受内旋移位而产生的 LC-Ⅱ型损伤。当车轮碾过骨盆对侧半骨盆时，产生外旋应力（或 APC）损伤。损伤方式不同，典型的损伤方式为重物使骨盆滚动。垂直剪切损伤为轴向暴力作用于骨盆，骨盆的前后韧带与骨的复合全部撕裂。髂骨翼无明显外旋，但其向上和向后移位常见。混合暴力损伤（combined mechanical injure，CMI）为由多种机制造成的损伤。此分类系统对临床处理上有以下意义：①提醒临床医师注意勿漏诊，特别是后环骨折；②注意受伤局部与其他并发伤的存在并预见性地采取相应的复苏手段；③能使临床医师根据伤员总体情况和血流动力学状况，以及对病情的准确认识，选择最适合的治疗措施，从而降低病死率。

3. Letournel 分类

Letournel 将骨盆环分为前、后两区域。前环损伤包括单纯耻骨联合分离、垂直骨折线波及闭孔环或邻近耻骨支、髋臼骨折。后环损伤的特征为：

（1）经髂骨骨折未波及骶髂关节。

（2）骶髂关节骨折脱位伴有骶骨或髂骨翼骨折。

（3）单纯骶髂关节脱位。

（4）经骶骨骨折。

4. Dennis 骶骨解剖区域分类

Ⅰ区，从骶骨翼外侧至骶孔，骨折不波及骶孔或骶骨体。

Ⅱ区，骨折波及骶孔，可从骶骨翼延伸到骶孔。

Ⅲ区，骨折波及骶骨中央体部，可为垂直、斜形、横形等任何类型，全部类型均波及骶骨及骶管。

此种分类对并发神经损伤的骶骨骨折很有意义。Ⅲ区骶骨骨折的神经损伤发生率最高。

二、诊断

（一）临床表现

1. 全身表现

主要因受伤情况、并发伤、骨折本身的严重程度及所致的并发症等的不同而不尽相同。

低能量致伤的骨盆骨折，如髂前上棘撕脱骨折、单纯髂骨翼骨折等，由于外力轻，无并发重要脏器损伤，骨折程度轻及无并发症的发生，全身情况平稳。高能量致伤的骨盆骨折，特别是交通事故中，由于暴力大，受伤当时可能并发颅脑、胸腹脏器损伤，且骨折常呈不稳定型，并发血管、盆腔脏器、泌尿生殖道、神经等损伤，可出现全身多系统损伤的症状体征。严重的骨盆骨折可造成大出血，此时主要表现为出血性休克。

2. 局部表现

不同部位的骨折有不同的症状和体征。

（1）骨盆前部骨折的症状和体征。骨盆前部骨折包括耻骨上、下支骨折，耻骨联合分离，坐骨支骨折，坐骨结节撕脱骨折。此部骨折时腹股沟、会阴部耻骨联合部及坐骨结节部疼痛明显，活动受限，会阴部、下腹部可出现瘀斑，伤侧髋关节活动受限，可触及异常活动及听到骨擦音。骨盆分离与挤压试验呈阳性。

（2）骨盆外侧部骨折的症状和体征。骨盆外侧部骨折包括髂骨骨折，髂前上、下棘撕脱骨折。骨折部局部肿胀、疼痛，伤侧下肢因疼痛而活动受限，被动活动伤侧肢可使疼痛加重，局部压痛明显，可触及骨折异常活动及听到骨擦音。髂骨骨折时骨盆分离与挤压试验呈阳性，髂前下棘撕脱骨折可有"逆行性"运动，即不能向前移动行走，但能向后倒退行走。

（3）骨盆后部骨折的症状和体征。骨盆后部骨折包括骶髂关节脱位、骶骨骨折、尾骨骨折脱位。症状和体征有骶髂关节及骶骨处肿胀、疼痛，活动受限，不能坐立翻身，严重疼痛剧烈，局部皮下淤血明显。"4"字试验、骨盆分离与挤压试验呈阳性（尾、骶骨骨折者可阴性）。骶髂关节完全脱位时脐棘距不等。骶骨横断及尾骨骨折者肛门指诊可触及尾、骶骨异常活动。

（二）诊断

1. 外伤史

询问病史时应注意受伤时间、方式及受伤原因、伤后处理方式、液体摄入情况、大小便情况。对女性应询问月经史、是否妊娠等。

2. 症状

见临床表现。

3. 体格检查

（1）一般检查。仔细检查患者全身情况，明确是否存在出血性休克、盆腔内脏器损伤，是否并发颅脑、胸腹脏器损伤。

（2）骨盆部检查。①视诊，伤员活动受限，局部皮肤挫裂及皮下淤血存在，可看到骨盆变形、肢体不等长等；②触诊，正常解剖标志发生改变，如耻骨联合、髂嵴、髂前上棘、坐骨结节、骶髂关节、骶尾骨背侧可发现其存在触痛、位置发生变化或本身碎裂及异常活动，可存在骨擦音，肛门指诊可发现尾骶骨有凹凸不平的骨折线或存在异常活动的碎骨片，并发直肠破裂时，可有指套染血。

（3）特殊试验。骨盆分离与挤压试验阳性，表明骨盆环完整性破坏；"4"字试验阳性，表明该侧骶髂关节损伤。特殊体征：Destot 征——腹股沟韧带上方下腹部、会阴部及大腿根部出现皮下血肿，表明存在骨盆骨折；Ruox 征——大转子至耻骨结节距离缩短，表明存在侧方压缩骨折；Earle 征——直肠检查时触及骨性突起或大血肿且沿骨折线有压痛存在，表明存在尾骶骨骨折。

4. X 射线检查

X 射线是诊断骨盆骨折的主要手段，不仅可明确诊断，更重要的是能观察到骨盆骨折的部位、骨折类型，并根据骨折移位的程度判断骨折为稳定或不稳定及可能发生的并发症。一般来说，90%的骨盆骨折仅摄骨盆前后位 X 光片即可诊断，然而单独依靠正位 X 光片可造成错误判断，因为骨盆的前后移位不能从正位 X 光片上识别。在仰卧位骨盆与身体纵轴成 40°～60°角倾斜，因此骨盆的正位片对骨盆缘来讲实际上是斜位。为了多方位了解骨盆的移位情况，Pennal 建议加摄入口位及出口位 X 光片。

（1）正位。正位的解剖标志有耻骨联合、耻坐骨支、髂前上、下支、髂骨嵴、骶骨棘、骶髂关节、骶前孔、骶骨岬及 L5 横突等，阅片时应注意这些标志的改变。耻骨联合分离大于 2.5 cm，说明骶棘韧带断裂和骨盆旋转不稳；骶骨外侧和坐骨棘撕脱骨折同样为旋转不稳的征象；L5 横突骨折为垂直不稳的又一表现。除此之外，亦可见其他骨性标志，如髂耻线、髂坐线、泪滴、髋臼顶及髋臼前后缘。

（2）出口位。患者取仰卧位，X 射线球管从足侧指向骨盆部并与垂直线成 40°角投射，有助于显示骨盆在水平面的上移及矢状面的旋转。此位置可判断后骨盆环无移位时存在前骨盆环向上移位的情况。出口位是真正的骶骨正位，骶骨孔在此位置为一个完整的圆，若存在骶骨孔骨折，则可清楚地看到。通过骶骨的横形骨折，L5 横突骨折及骶骨外缘的撕脱骨折亦可在此位置观察到。

（3）入口位。患者取仰卧位，球管从头侧指向骨盆部并与垂直线成 40°角，入口位显示骨盆的前后移位优于其他投射位置。近来研究表明，后骨盆环的最大移位总出现在入口位中。外侧挤压型损伤造成的髂骨内旋、前后挤压造成的髂骨翼外旋及剪切损伤都可以在入口位中显示。同时，入口位对判断骶骨压缩骨折或骶骨翼骨折也有帮助。

对于低能量外力造成的稳定的骨盆骨折的 X 射线表现一般比较易于辨认。而对于高能量外力造成的不稳定骨盆骨折，需综合不同体位的 X 射线以了解骨折的移位情况，若发现骨盆环有一处骨折且骨折移位，则必定存在另一处骨折，应仔细辨认。

5. 骨盆骨折 CT 扫描

能对骨盆骨及软组织损伤，特别是骨盆环后部损伤提供连续的横断面扫描，能发现一些 X 射线平片不能显示的骨折和韧带结构损伤。对于判断旋转畸形和半侧骨盆移位有重要意义，对耻骨支骨折并伴有髋臼骨折特别适用。此外，对骨盆骨折内固定，CT 能准确显示骨折复位情况、内固定物位置是否恰当以及骨折愈合情况。CT 在显示旋转和前后移位方面明显优于普通 X 光片，但在垂直移位的诊断上，X 光片要优于轴位 CT 片。

6. MRI

适用于骨盆骨折的并发损伤，如盆内血管的损伤、脏器的破裂等，骨盆骨折急性期则少用。

7. 数字减影技术

对骨盆骨折并发大血管伤特别适用，可在发现出血的部位同时确认是否存在血管栓塞。

三、治疗

(一) 急救

骨盆骨折多为交通事故、高处坠落、重物压砸等高能量暴力致伤,骨盆骨折患者的病死率为 10%~25%。除了骨折本身可造成出血性休克及实质脏器破裂,常并发全身其他系统的危及生命的损伤,如脑外伤、胸外伤及腹部外伤等。对骨盆骨折患者的急救除了紧急处理骨折及其并发症,很重要的一点是正确处理并发伤。

1. 院前急救

据报道,严重创伤后发生死亡有 3 个高峰时间:第 1 个高峰发生在伤后 1 h 内,多因严重的脑外伤或心血管血管损伤致死;第 2 个高峰发生在伤后 1~4 h,死因多为不可控制的大出血;第 3 个高峰发生在伤后数周内,多因严重的并发症致死。急救主要是抢救第 1 个、第 2 个高峰内的伤员。

抢救人员在到达事故现场后,首先应去除压在伤员身上的一切物体,随后快速检测伤员情况并做出应急处理。一般按以下顺序进行:①气道情况,判断气道是否通畅、有无呼吸梗阻,气道不畅或梗阻常由舌后坠或气道异物引起,应予以解除,保持气道通畅,有条件时进行气管插管以保持通气;②呼吸情况,若伤员气道通畅的情况下仍不能正常呼吸,则应注意胸部的损伤,特别注意有无张力性气胸及连枷胸存在,可对存在的伤口加压包扎及固定,条件允许时可给予穿刺抽气减压;③循环情况,判断心跳是否存在,必要时行胸外心脏按压,判明大出血部位压迫止血,有条件者可应用抗休克裤加压止血;④骨折情况,初步判定骨盆骨折的严重程度,以被单或骨盆止血兜固定骨盆,双膝、双踝之间夹以软枕,把两腿捆在一起,然后将患者抬到担架上,并用布带将膝上下部捆住,固定在硬担架上,如发现开放伤口,应用干净敷料覆盖;⑤护送伤员,一般现场抢救要求在 10 min 之内完成,而后将伤员送到附近有一定抢救条件的医院。

2. 急诊室内抢救

在急诊室内的抢救时间可以说是抢救的黄金时间,如果措施得力、复苏有效,往往能挽救患者的生命。患者被送入急诊室后,首先必须详细了解病情,仔细全面地进行检查,及时做出正确的诊断,然后按顺序处理。McMurray 倡导一个处理顺序的方案,称为 A-F 方案:A——呼吸道处理;B——输血、输液及出血处理;C——中枢神经系统损伤处理;D——消化系统损伤处理;E——排泄或泌尿系统损伤处理;F——骨折及脱位的处理。其核心是:优先处理危及生命的损伤及并发症,并及时进行对骨折的妥善处理。这种全面治疗的观点具有重要的指导意义。

1) 低血容量休克的救治。

由于骨盆骨折最严重的并发症是大出血所致的低血容量休克,因此对骨盆骨折的急救主要是抗休克。

(1) 尽可能迅速控制内外出血。对于外出血,用敷料压迫止血;对于腹膜后及盆腔内出血,用抗休克裤压迫止血;对于不稳定骨盆骨折的患者,经早期的大量输液后仍有血流动力学不稳,应施行急症外固定以减少骨盆静脉出血及骨折端出血。对骨盆骨折的急诊外固定的详细方法将在下面讨论。有条件者可在充分输血、输液并控制血压在 90 mmHg 以上时行数控减影血管造影术下双侧髂内动脉栓塞术。

(2) 快速、有效补充血容量。初期可快速输入 2 000～3 000 mL 平衡液,而后迅速补充全血,另外可加血浆、右旋糖酐等,经过快速、有效的输血、输液,如果患者的血压稳定、中心静脉压正常、神志清楚、脉搏有力、心率减慢,说明扩容有效,维持一定的液体输注量即可。如果经输血、输液后仍不能维持血压或血压上升但液体减慢后又下降,说明仍有活动性出血,应继续输液特别是胶体液。必要时进行手术止血。

(3) 通气与氧合。足量的通气及充分的血氧饱和度是抗低血容量休克的关键辅助措施之一,应尽快给予高浓度、高流量面罩吸氧。必要时行气管插管,使用加压通气以改善气体交换,提高血氧饱和度。

(4) 纠正酸中毒及电解质紊乱。休克时常伴有代谢性酸中毒。碳酸氢钠的使用最初可给予 1 mmol/kg,以后在血气分析结果指导下决定用量。

(5) 应用血管活性药物。一般可应用多巴胺,最初剂量为 2～5 μg/(kg·min),最大可加至 50 μg/(kg·min)。

2) 骨盆骨折的临时固定。

Moreno 等报道,在不稳定骨盆骨折患者中,即刻给予外固定较之不进行外固定,输液量明显减少;而 Riemer 等的研究表明,即刻外固定可明显降低骨盆骨折患者的病死率。骨盆外固定有多种方法,简单的外固定架主要用于翻书样不稳定骨折;对于垂直不稳定骨折,由于其不能控制后方骶髂关节复合体的活动,故不适用,应用 Ganz C 型骨盆钳可解决上述问题。有学者在不稳定骨盆骨折的急救中应用自行创制的骨盆止血兜,可明显降低骨盆骨折的病死率,其主要作用是通过对骨折的有效固定,减少骨折的活动、出血,更有效地促进血凝块形成;对下腹部进行压迫止血;其独特的结构便于搬动患者。

(二) 进一步治疗

1. 非手术治疗

(1) 卧床休息。大多数骨盆骨折患者通过卧床休息数周可痊愈。如单纯髂骨翼骨折患者,只需卧床至疼痛消失即可下地活动;稳定的耻骨支骨折及耻骨联合轻度分离者卧床休息至疼痛消失可逐步负重活动。

(2) 牵引。牵引可解痉止痛、改善静脉回流、减少局部刺激、纠正畸形、固定肢体、促进骨折愈合,并方便护理。骨盆骨折中应用牵引治疗一般牵引重量较大,占体重的 1/7～1/5,牵引时间较长,一般 6 周内不应减重,时间为 8～12 周,过早去掉牵引或减重可引起骨折再移位。牵引方法一般采用双侧或单侧下肢股骨髁上牵引或胫骨结节牵引。对垂直压缩型骨折可先用双侧股骨髁上或胫骨结节牵引,以固定骨盆骨折,并纠正上、下移位,向上移位的可加大重量,3 天后摄片复查,待上、下移位纠正后,加骨盆兜带交叉牵引以矫正侧向移位,维持牵引 8～12 周。对前后压缩型骨折基本处理方法同上,但须注意防止过度向中线挤压骨盆,造成相反的畸形。对侧方压缩型骨折,应行双下肢牵引,加用手法整复,即用手掌自髂骨嵴内缘向外按压,以矫正髂骨内旋畸形,然后再行骨牵引。如为半骨盆单纯外旋,同时后移位,可采用 3 个 90°牵引法,即在双侧股骨髁上牵引，将髋、膝、距小腿3个关节皆置于90°位，垂直牵引。利用臀肌做兜带，使骨折复位。

（3）石膏外固定。一般用双侧短髋人字形石膏，固定时间为10～12周。

2. 手术治疗

1）骨盆骨折的外固定术。

外固定术最适用于移位不明显、不需要复位的垂直稳定而旋转不稳的骨折。垂直剪切型骨折常需配合牵引、内固定等。对于单侧或双侧垂直剪切型骨折，可先进行双侧股骨髁上牵引，待骨折复位后行外固定，可缩短牵引住院时间。对耻骨联合分离或耻骨支、坐骨支粉碎骨折并发一侧髋臼骨折及中心脱位者，可先安装骨盆外固定器，然后在伤侧股骨大粗隆处行侧方牵引。6周后摄X光片证实股骨头已复位即可去牵引，带外固定下地，患肢不负重，8周后除去外固定器。对一些旋转及垂直均不稳的骨折一般后部进行切开复位内固定，骶髂关节用1～2枚螺钉或钢板加螺钉固定，前部用外固定架固定耻骨联合分离或耻骨支骨折。术后3～4周可带外固定架下床活动。

2）骨盆骨折的内固定。

对于不稳定型骨盆骨折的非手术治疗，文献报道后遗症达50%以上。近年来，随着对骨盆骨折的深入研究，多主张切开复位，其优点是可以使不稳定的骨折迅速获得稳定。

（1）骨盆骨折内固定手术适应证。Tile提出内固定的指征如下：①垂直不稳定骨折为绝对手术适应证；②并发髋臼骨折；③外固定后残存移位；④韧带损伤导致骨盆不稳定，如单纯骶髂后韧带损伤；⑤闭合复位失败，耻骨联合分离大于2.5 cm；⑥无会阴部污染的开放性后环损伤。Matta等认为骨盆后部结构损伤移位大于1 cm者或耻骨移位并发骨盆后侧部失稳，患肢短缩1.5 cm以上者应采用手术治疗。

（2）手术时机。骨盆骨折内固定手术时机取决于患者的一般情况，一般来说应等待患者一般情况改善后，即伤后5～7天行手术复位为宜。14天以后手术复位的难度明显加大。若患者进行急诊剖腹探查，则一部分耻骨支骨折或耻骨联合分离可同时进行。

第三节　股骨颈骨折

一、概述

股骨颈骨折常发生于老年人，随着我国人口老龄化，其发病率日渐增高，以女性较多。造成老年人发生骨折的因素有以下方面：①由骨质疏松引起的骨强度的下降；②老年人髋部肌群退变，反应迟钝，不能有效地抵消髋部的有害应力；③损伤暴力，老年人的骨质疏松，所以只需很小的扭转暴力，就能引起骨折，而中青年患者，需要较大的暴力，才会引起骨折。

股骨颈骨折后约有15%发生骨折不愈合，20%～30%发生股骨头缺血坏死，这是由它的血供特点决定的。成人股骨头的血供有3个来源：股圆韧带内的小凹动脉，它只供应股骨头少量血液，局限于股骨头的凹窝部；股骨干的滋养动脉升支，对股骨颈血液供应很少；旋股内、外侧动脉的分支是股骨颈的主要血液供应来源。旋股内外侧动脉来自股深动脉，在股骨颈基底部关节囊滑膜反折处形成一个动脉环，并分四支进入股骨头，即骺外侧动脉（上支持带动脉）、干骺端上动脉、干骺端下动脉（下支持带动脉）和骺内侧动脉，骺外侧动脉供应股骨头外侧 2/3～3/4 区域，干骺端下动脉供应股骨头内下 1/4～1/2 区域。股骨颈骨折后，股骨头的血供受到严重影响。实验发现，头下骨折，股骨头血供下降 83%，颈中型骨折，股骨头血供下降 52%。因此，股骨颈骨折后容易造成骨折不愈合和股骨头缺血坏死，这使它的治疗遗留许多尚未解决的难题。

二、诊断

1. 病史要点

所有股骨颈骨折患者都有外伤病史，骨折多由外旋暴力引起，不同患者引起骨折的暴力程度不同，对于中青年患者，需要较大的暴力造成骨折，而对于伴有骨质疏松的老年患者，只需要较小的暴力就会引起骨折，随着暴力程度的不同，产生不同的移位。

骨折后患者局部疼痛，行走困难，但有一部分患者，在刚承受暴力而骨折时，断端会表现为嵌插型，或者无移位的骨折，骨折线接近水平位，此时，患者虽有疼痛，仍能行走，若不能及时诊治，患者继续行走，暴力持续下去，"嵌插"就变成"分离"，骨折线也变成接近垂直位，产生移位。因此，对于伤后仍能行走的患者，不能认为不会发生股骨颈骨折，如果不给予恰当的治疗，所谓"嵌插"骨折可能变成有移位的骨折。

2. 查体要点

（1）畸形。伤侧下肢成 45°～60°角的外旋畸形。

（2）疼痛。患髋有压痛，有轴向叩击痛。

（3）功能障碍。下肢不能活动，行走困难。

（4）患肢缩短，Bryant 三角底边缩短，股骨大粗隆顶端在 Nelaton 线之上（图 4-1），Kaplan 点移至脐下，且偏向健侧。

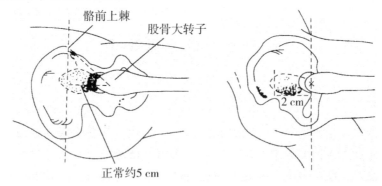

图 4-1 Bryant 三角和 Nelaton 线

3. 辅助检查

（1）常规检查。常规拍摄髋关节的正侧位 X 光片，观察股骨颈骨折的详细情况并指导分类，需要注意的是有些无移位的骨折在伤后立即拍摄的 X 光片上看不见骨折线，容易漏诊。对于临床上怀疑有股骨颈骨折而 X 光片暂时未见骨折线者，可立即行 CT、MRI 检查或仍按嵌插骨折处理，等待 1～2 周后再摄片，因骨折部位骨质吸收，骨折线可以显示出来。

（2）特殊检查。对于隐匿的难以确诊的股骨颈骨折，早期诊断可以采用 CT、MRI 检查，CT 检查时要注意采用薄层扫描，并行冠状面的二维重建，以免漏诊；MRI 检查对于早期的隐匿骨折显示较好，敏感性优于骨扫描，扫描时在脂肪抑制像上能清晰地看到骨折后水肿的骨折线。

4. 分类

股骨颈骨折分类如下：

（1）按骨折线的部位。①股骨头下型骨折；②经股骨颈骨折；③基底骨折。头下型骨折，由于旋股内、外侧动脉的分支受伤最重，因而影响股骨头的血液供应也最大；基底骨折，由于两骨折段的血液供应的影响最小，故骨折较易愈合。

（2）按移位程度（Garden 分型）。这是目前临床常用的分型方法，包括：①不完全骨折（Garden Ⅰ型）；②无移位的完全骨折（Garden Ⅱ型）；③部分移位的完全骨折（Garden Ⅲ型）；④完全移位的完全骨折（Garden Ⅳ型）（图 4-2）。

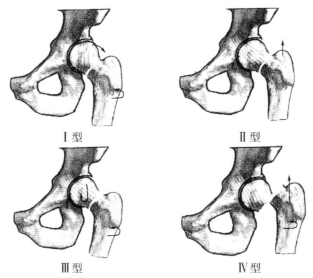

图 4-2　股骨颈骨折 Garden 分型

（3）按骨折线方向。①内收型骨折；②外展型骨折。内收骨折是指远端骨折线与两髂嵴连线所形成的角度（Pauwels 角）大于 50°，属不稳定骨折；外展骨折是指此角小于 30°，属于稳定骨折，但如果处理不当，或继续扭转，可变为不稳定骨折。目前，这种分类方法对临床治疗指导作用有限，已较少采用。

5. 诊断标准

诊断标准包括以下四点：

（1）患者多有外伤史。

（2）查体局部疼痛，多有下肢外旋畸形和活动受限。

（3）X 光片显示骨折。

（4）对难以确诊的患者采用 CT 或 MRI 检查。

6. 鉴别诊断

股骨颈骨折需要与下列疾病相鉴别：

（1）股骨转子间骨折。有髋部外伤病史，局部疼痛，外旋畸形明显，多大于 60°，甚至达到 90°，但单纯根据外旋畸形判断骨折不够准确，需摄 X 光片明确诊断。

（2）股骨颈病理性骨折。只需要很小的暴力就能引起骨折，有的患者有肿瘤病史，拍摄 X 光片提示局部骨质异常，对怀疑病理性骨折而 X 射线显示不清者，进行 CT 扫描。

（3）髋关节骨折脱位。髋关节骨折脱位有明显的脱位特征，髋关节处于屈曲、内收、内旋弹性固定位或外展外旋屈曲弹性固定位，X 光片可明确诊断。

三、治疗

1. 保守治疗

由于股骨颈骨折保守治疗存在卧床时间长、并发症多、骨折容易移位等问题，因此目前多主张手术治疗。保守治疗适用于个别年龄过大、体质差，有严重的器质性病变，无法耐受手术者，可采用皮牵引，保持下肢于中立位。1 个月后，疼痛缓解，骨折虽未愈合，但仍能扶腋杖下地活动。

2. 手术治疗

目前，大多数的股骨颈骨折需要手术治疗。

1）治疗原则。

对所有 Garden Ⅰ 型或 Ⅱ 型骨折，采用内固定治疗。小于 60 岁患者的 Garden Ⅲ 型或 Ⅳ 型骨折，采用复位内固定加肌骨瓣移植术；对于 60 岁以上患者有明显移位的 Garden Ⅲ 型或 Ⅳ 型骨折，全身情况能够耐受手术者，建议进行人工髋关节置换术。陈旧性股骨颈骨折不愈合者，建议进行人工髋关节置换术。

2）手术方法。

手术方法很多，较常用的是在 X 射线辅助下手术。

（1）三枚空心加压拉力螺钉固定。对于 Garden Ⅰ 型、Ⅱ 型骨折及小于 60 岁患者的 Garden Ⅲ 型或 Ⅳ 型骨折，AO 的空心加压螺钉固定成为治疗的标准手术。它具有操作方便、固定牢靠的优点，通常采用三枚空心加压拉力螺钉，固定时注意使螺钉在股骨颈内呈倒等腰三角形旋入并使螺纹越过骨折线，以发挥拉力螺钉的加压作用和负重时骨折断端间的动力加压作用，螺钉尖端距离股骨头软骨面下以 5 mm 为宜，以防发生切割作用。

（2）动力髋螺钉系统（dynamic hip screw，DHS）或与此类似的滑动式钉板固定装置。此类内固定钢板多适用于靠近股骨颈基底部的骨折，使用 DHS 时多在主钉近端的股骨颈内再拧入一枚螺钉，以增强抗旋转能力，固定牢靠。

（3）人工髋关节置换术。对于骨折明显移位的 Garden Ⅲ 型或 Ⅳ 型骨折，年龄大于 60 岁，全身情况能够耐受手术者，行人工髋关节置换术可以使患者早期下床活动，避免内固定失败后再次手术的风险。对于原有骨关节炎等疾病导致髋关节疼痛的股骨颈骨折患者，目前也推荐采用人工髋关节置换术。人工髋关节置换术又分为人工全髋和人工股骨双动头置换两种术式。对于老年患者选用人工全髋置换，还是人工股骨头置换，需要根据患者的预期寿命、活动范围、身体状况和骨质质量综合判断。有学者主张对于大于

75岁以上患者可以选择人工双动头置换术，75岁以下患者宜选择人工全髋置换术。

四、预后评价

股骨颈骨折的主要并发症是骨折不愈合和股骨头缺血性坏死，在无移位的病例组中，不愈合甚少见；但在有移位的股骨颈骨折中，20%～30%发生不愈合。此外，骨折不愈合还与年龄、骨折部位、复位程度等相关，骨折不愈合的总发生率为15%。

股骨头缺血性坏死主要与骨折部位和移位程度相关，骨折部位越高，移位越明显，发生率越高。股骨头缺血坏死后常继发创伤性髋关节炎，导致关节疼痛、跛行、功能障碍。

五、最新进展

股骨颈骨折是老年人常见的一种骨折，股骨颈骨折后，股骨头的血液供应可严重受损，骨折后股骨头坏死与否主要与其残存血供和代偿能力有关。因此，股骨颈骨折应早期复位及行内固定手术，以利于使扭曲受压与痉挛的血管尽早恢复。复位要求对位良好，复位优良者发生股骨头缺血坏死的概率明显小于复位不良者。选择内固定物时应以对血供损伤小、固定牢固类型为佳。对于多数患者我们推荐早期闭合复位，在透视下行3枚加压空心螺钉内固定。

对于老年人移位的股骨颈骨折采用内固定还是人工髋关节置换还存在一些争议。最近的研究倾向于对这类患者实行人工髋关节置换术。Rogmark等在对14项随机对照研究（2 289例患者）的荟萃分析显示，70～80岁有移位的股骨颈骨折患者一期行人工髋关节置换术优于内固定术，相对于内固定治疗，关节置换术的并发症少，关节置换后可以获得较好的功能，减少患者痛苦。

第四节 股骨干骨折

一、概述

股骨干骨折系指小粗隆下2～5 cm至股骨髁上2～5 cm的股骨骨折，占全身骨折的6%，男性多于女性，男女比例约为2.8∶1。10岁以下儿童多见，约占总数的1/2。股骨干骨折多由强大暴力所造成，主要是直接外力，如汽车撞击、重物砸压、碾压或火器伤等，骨折多为粉碎、蝶形或近似横形，故骨折断端移位明显，软组织损伤也较严重。因间接外力致伤者，如高处坠落、机器绞伤所发生的骨折，多为斜形或螺旋形。旋转性暴力所引起的骨折多见于儿童，可发生斜形、螺旋形或青枝骨折。骨折发生的部位以股骨干中下1/3交界处为最多，上1/3或下1/3次之。骨折端因受暴力作用的方向，肌群的收缩，下肢本身重力的牵拉和不适当的搬运与手法整复的差异，可能发生各种不同的移位。

股骨上1/3骨折后，近端受髂腰肌、臀中肌、臀小肌和髋关节外旋诸肌的牵拉而屈曲、外旋和外展，而远端则受内收肌的牵拉而向上、向后、向内移位，导致向外成角和缩短畸形；股骨中 1/3 骨折后，其畸形主要是按暴力的撞击方向而成角，远端又因受内收肌的牵拉而向外成角；股骨下 1/3 骨折后，骨折端受腓肠肌的牵拉而向后倾倒，远侧骨折端可压迫或刺激腘动脉、腘静脉和坐骨神经（图 4-3）。

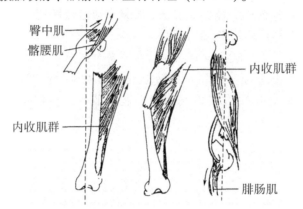

图 4-3　股骨干上、中、下 1/3 骨折移位情况

二、诊断

1. 病史要点

多数伤者均有较严重的外伤史，并发多发伤、内脏伤及休克者较常见。注意骨折的同时不能忘记其他部位的损伤，尤需注意基本生命体征的变化。股骨骨折部疼痛比较剧烈，可见大腿的成角、短缩畸形，常有骨折断端的异常活动。股骨干骨折可并发坐骨神经、股动脉损伤，有时可同时存在股骨远端骨折、股骨颈骨折、转子间骨折，以及髋关节脱位。

2. 查体要点

患者不愿移动患肢，股骨骨折部压痛、肿胀、畸形、骨擦音、肢体短缩及功能障碍非常显著，有的局部可出现大血肿、皮肤剥脱、开放伤及出血。全身系统检查必不可少，髋部、背部、骨盆部的疼痛往往提示这些部位的并发伤。单纯股骨干骨折失血一般为 600～800 mL，患者存在低血容量性休克时应排除其他部位出血的可能。在患肢临时固定前应检查膝关节，膝关节肿胀、压痛提示膝关节韧带损伤或骨折。神经功能支配和血管情况在伤后应立即检查，注意伤肢有无神经和血管的损伤。

3. 辅助检查

（1）常规检查。股骨正侧位 X 光片可显示骨折部位、类型和移位方向，且投照范围应包括骨折远近侧关节，这有助于治疗方案的制订，注意摄股骨近端 X 光片，股骨颈骨折或转子间骨折有 30% 的漏诊率，疑有膝关节周围损伤的加摄膝关节正侧位 X 光片。

（2）特殊检查。对于轻微外力引起的骨折，可予 CT 扫描，以排除病理性骨折可能。伤肢怀疑有血管损伤，应施行 B 型超声检查或血管造影。疑有髋关节和膝关节并发伤的患者，必要时行 CT 和 MRI 检查，明确有无关节及韧带损伤。有坐骨神经症状者施行神经电生理检查。

4. 诊断标准

（1）患者有明确的外伤史。

（2）大腿局部疼痛比较剧烈，可见大腿的成角、短缩畸形，骨折断端常有异常活动。

（3）正侧位 X 光片显示骨折部位、类型和移位方向。

（4）怀疑有血管损伤，应行 B 型超声检查或血管造影。

（5）坐骨神经损伤者行神经电生理检查。

三、治疗

1. 保守治疗

股骨骨折，如有并发伤，必须优先处理，如贻误诊断或处理不当，常造成患者死亡。由于股骨骨折常有周围软组织严重挫伤，如急救输送时未妥善固定，骨折端反复活动刺伤软组织（肌肉、神经、血管），特别是股动脉、静脉，腘动脉、静脉的破裂可引起大出血，因此，观察和治疗休克是治疗股骨骨折重要的一环，不可忽略。股骨干骨折因周围有强大的肌肉牵拉，手法复位后用石膏或小夹板外固定均不能维持骨折对位。因此，股骨干完全骨折不论何种类型，皆为不稳定性骨折，必须用持续牵引维持一段时间后再用外固定。下面介绍三种常用牵引方法。

（1）悬吊牵引法，用于 4~5 岁以内儿童（图 4-4）。将双下肢用皮肤牵引向上悬吊，牵引重量为 1~2 kg，要保持臀部离开床面，利用体重做对抗牵引。3~4 周经摄 X 光片有骨痂形成后，去掉牵引，开始在床上活动患肢，5~6 周后负重。对儿童股骨干骨折要求对线良好，对位要求达功能复位即可，不强求解剖复位，如成角不超过 10°，重叠不超过 2 cm，以后功能一般不受影响。在牵引时，除保持臀部离开床面外，并应注意观察足部的血液循环及包扎的松紧程度，及时调整，以防足趾缺血坏死。

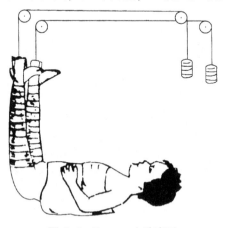

图 4-4 Bryant 皮肤牵引

（2）滑动皮肤牵引法（Russell 牵引法），适用于 5~12 岁儿童（图 4-5）。在膝下放软枕使膝部屈曲，用宽布带在膝关节后方向上牵引，同时，小腿进行皮肤牵引，使两个方向的合力与股骨干纵轴成一直线，合力的牵引力为牵引重力的 2 倍，有时亦可将患肢放在托马斯架及 Pearson 连接架上，进行滑动牵引。牵引前可行手法复位，或利用牵引复位。

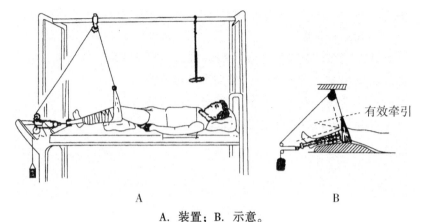

A. 装置；B. 示意。

图 4-5 滑动皮肤牵引法（Russell 法）

（3）平衡牵引法，用于青少年及成人股骨干骨折（图 4-6）。在胫骨结节处穿针，如有伤口可在股骨髁部穿针，患肢安放在托马斯架上做平衡牵引，有复位及固定两种作用。可先手法复位小夹板维持，然后维持重量持续牵引（维持重量为体重 1/10），或直接用牵引复位（复位重量为体重 1/7）复位后改为维持重量。根据骨折移位情况决定肢体位置：上 1/3 骨折应屈髋 40°～50°，外展约 20°，适当屈曲膝关节；中 1/3 骨折屈髋屈膝约 20°，并按成角情况调整外展角度；下 1/3 骨折时，膝部屈曲为 60°～80°，以便腓肠肌松弛，纠正远侧骨端向后移位。牵引后 24～48 h 要摄床边 X 光片，了解骨折对位情况，同时，每天多次测量患侧肢体长度，并加以记录，以资参考。要根据 X 光片及患侧肢体长度测量情况，及时调整肢体位置、牵引重量和角度，要防止牵引不够或过度牵引，在牵引时还应注意观察穿针部位有无感染，注意肢体保温，教会患者锻炼躯体、上肢、患肢关节和肌肉的方法。

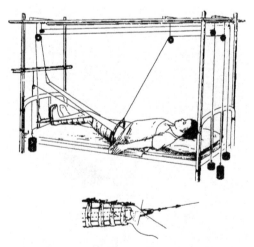

图 4-6 股骨干骨折平衡牵引疗法

使用平衡牵引，患者较舒适，牵引期间能活动髋、膝和踝关节，擦澡和大小便较方便，一般牵引 4～6 周，经摄 X 光片有骨痂形成后，可改用髋人字形石膏固定 4～8 周。

在牵引中可同时应用小夹板固定，纠正成角，去除牵引后也可用小夹板外固定，但要经常复查以防骨折移位或成角。

2. 手术方法

1）手术时机和适应证。

手术时间一般选择伤后的3~7天，便于及早发现术前并发症，尤其脂肪栓塞综合征的发生。但有研究发现伤后10~14天手术的患者骨折愈合快。近年来，由于外科技术提高和医疗器械的改善，手术适应证有所放宽。具体的手术适应证有：①牵引失败；②软组织嵌入骨折端；③并发重要神经、血管损伤，需手术探查者，可同时施行开放复位内固定；④骨折畸形愈合或不愈合者。

2）常用手术方法。

（1）针对股骨上1/3或中上1/3骨折，多采用顺行股骨髓内钉固定，交锁髓内钉适用于股骨干小转子以下至膝关节9 cm以上的各种类型闭合骨折，包括严重长节段粉碎性骨折、三段或以上的多节段骨折。此法具有术后不用外固定及早期下床活动的优点。某医院设计的鱼口状髓内钉兼有动力加压和静力加压的作用，临床应用中取得了较好的疗效。过去用开放式打入髓内针的方法，近10年来已广泛在C形臂X射线透视下，仅在穿钉处做小切口，不显露骨折端闭合穿钉。闭合法较开放法损伤小，出血少，不破坏骨折端的血供，有利于骨折愈合。

（2）针对股骨中下1/3骨折，传统方法是采用8~10孔接骨板固定及髋人字形石膏固定。目前，多采用加压钢板、锁定加压钢板及逆行股骨髓内钉固定。加压钢板有多种类型，20世纪60年代开始应用加压器的加压钢板固定，其后出现动力加压钢板、锁定加压钢板等。逆行交锁髓内钉应用于距膝关节间隙20 cm以内的股骨髁上及髁间骨折，还可用于股骨干并发股骨颈骨折、多发骨折，以及并发同侧胫腓骨和胫骨平台骨折。

（3）针对陈旧性骨折畸形愈合或不愈合的治疗，开放复位，选用适当的内固定，并应常规植骨以利骨折愈合。

四、预后评价

股骨干骨折大部分愈合良好，骨折延迟愈合或骨不连发生率低，愈合后多数患者功能恢复正常。

五、最新进展

20世纪末期，Krettek等提出了微创接骨板技术，避免直接暴露骨折部位，保留骨折周围组织，为加快骨折愈合创造了条件。经皮插入钢板内固定手术属于关节外骨折的微创技术，利用骨折间接复位技术，在骨折两端切一小口，从肌下插入钢板并经皮拧入锁定螺钉，由于跨过骨折部位的接骨板相对较长，螺钉固定的密集程度明显较低，与接骨板接触未被螺钉穿过的骨干相对较长，因而，每单位面积上分配的应力相应减少；同样，没有螺钉固定的接骨板也相对较长，避免了接骨板应力集中。此外，微创接骨板技术所达到的是一种弹性固定，骨折块间一定程度的微动促进了骨折的愈合。患者创伤小、恢复快，并可早期功能锻炼，有效地避免了膝关节僵直，虽不能早期负重，仍是一种满意的治疗方法。锁定加压接骨板主要用于小转子 6 cm 以下至踝上 6 cm 以上的股骨干骨折，而微创内固定系统的适应证与逆行髓内钉非常的接近，同时，微创内固定系统和锁定加压接骨板的锁定螺钉已将骨质承载的力量转移到接骨板上，锁定固定螺钉可通过双皮质和锁定螺钉之间非平行固定的方法，改善了骨质疏松骨折的受力和负荷，因此，它们对骨质疏松性骨折治疗方面表现出良好的特性。近年来，国外的研究结果表明微创内固定系统和锁定加压钢板对开放性粉碎性骨折具有良好的内支架支撑作用，同时，由于螺钉固定处远离骨折端，不干扰骨折端血供，临床内固定感染率显著下降。此外，对于青少年患者采用锁定加压接骨板治疗股骨干骨折也可取得良好的疗效，并且避免了对患者骨骺的损伤。

第五节 单纯内、外踝骨折

一、内踝

无移位的内踝骨折一般可采用石膏固定治疗，但对于对踝关节功能要求较高的患者，应行内固定以促进骨折愈合及康复（图 4-7）。Herscovici 等报道，用非手术方法治疗单纯内踝骨折有高的骨愈合率和好的功能结果。移位的内踝骨折应采取手术治疗，因为持续的移位允许距骨内翻倾斜。仅涉及内踝尖端的撕脱骨折与踝穴部受累者不同，其稳定性较好，除非有明显的移位，一般不需内固定。如果症状明显，可行延迟内固定。常用 2 枚直径 4 mm 的骨松质拉力螺钉在垂直于骨折的方向固定内踝。一些学者建议使用 3.5 mm 的单皮质拉力螺钉，而不采用 4 mm 的骨松质螺钉，因为生物力学数据表明这样可以增加骨结构的强度（图 4-7A）。

较小的骨折块可用 1 枚拉力螺钉和 1 枚克氏针固定以防止旋转（图 4-7B）；对于骨折块太小或粉碎性骨折不能用螺钉固定者，可用 2 枚克氏针及张力带钢丝固定（图 4-7C）；另外，现在已经研发出适合于微小骨折块固定的螺钉，这将是固定小骨折块最好的选择方法。内踝的垂直骨折需要水平导向的螺钉或防滑钢板技术（图 4-7D、E），Dumigan 等证明了用中和钢板固定内踝的垂直骨折具有生物力学优势。

虽然不锈钢置入物最常用于内踝骨折，但对生物可吸收置入物的安全性和疗效已有相关研究。可吸收置入物主要的理论优点是减少了因螺钉帽周围皮肤软组织的突起或触痛而需后期取出置入物的概率。尽管生物可吸收置入物已经得到成功应用，并且从已经报告的临床结果来看与不锈钢相比没有显著性差异，但是 5%～10% 的患者后期出现与聚乙交酯降解有关的分泌物从无菌窦道流出。一项包含 2 528 例患者的病例研究提示，4.3% 的患者出现明显的局部炎症性组织反应。

我们倾向于采用金属内置物，根据骨折的具体形态选用合适的螺钉或者钉板结合进行固定。尽管可吸收内置物在固定累及关节面的骨折块时有其优越性，但在内踝骨折的固定方面，不能完全替代传统的金属内置物。

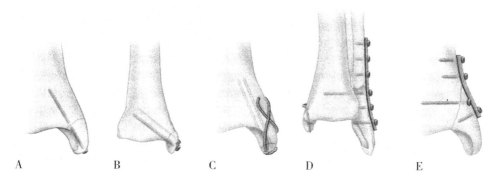

A. 单拉力螺钉固定大块骨折；B. 1枚直径4 mm拉力螺钉及1枚克氏针联合应用固定小块骨折；C. 2枚克氏针及张力带钢丝固定低位横行骨折；D. 垂直拧入直径4 mm的拉力螺钉固定低位横行骨折；E. 水平拉力螺钉固定加钢板固定。

图 4-7　内踝骨折的固定

内踝应力性骨折内踝应力性骨折的常见临床表现为局部疼痛、肿胀、压痛。最初，骨折在X光片上可能看不清楚，但是通过骨扫描、CT或MRI检查可以清晰地看到骨折线。在复查的X光片中，应力性骨折经常清晰可见。Shelbourne等建议，对X光片上可以看到清晰骨折线的应力性骨折行内固定治疗，而对仅通过骨扫描发现者，则采用石膏固定。内踝应力性骨折有很高的发展为完全骨折的风险，会延迟愈合或不愈合。手术等积极的治疗方法是必需的。如果应力性骨折采用手术治疗，需要限制活动4~5个月。

二、外踝

虽然不伴有明显踝关节内侧损伤的外踝骨折很常见，但对这些骨折的开放复位指征仍有争议。文献报道，腓骨骨折所能接受的最大移位范围为0~5 mm。对于大多数患者，根据其功能要求，可以接受2~3 mm的移位。在双踝骨折中已经显示了距骨移位伴随外踝的移位，因此，对于这些损伤，解剖复位外踝是必需的。生物力学研究发现，单纯外踝骨折在轴向负荷时并不干扰关节运动学或引起距骨移位。长期临床随访研究表明，应用闭合复位治疗旋后外旋Ⅱ型骨折，即使腓骨骨折移位3 mm，功能结果优良率仍达94%~98%。不管是否达到解剖复位，对于旋后外展型的二期损伤，手术治疗的效果与闭合复位的效果相似。如果不能确定外踝骨折的稳定性，应拍摄踝关节旋后外旋位应力X光片，检测距骨有无移位，了解内侧损伤情况。Koval等评估了一个阳性压力试验是否可以预测外踝骨折手术固定的需要性。在他们的研究中，对所有踝关节应力X光片显示有骨折的患者都进行了MRI的检查以评估其三角韧带复合体的完整性，只对三角韧带复合体完全断裂的患者进行手术固定。至少1年的随访显示，部位断裂的患者采用非手术方式已经成功治愈。其他研究者提议采用超声评估三角韧带以区分是等价的双踝骨折还是单纯的外踝骨折。另外一些研究者提议，通过术前的X射线和CT检查预测在旋后外旋型踝关节骨折中下胫腓联合是否损伤。Choi等认为，在CT图像上，腓骨骨折高度超过3 mm，同时内踝间隙超过4.9 mm，或者在X光片上，腓骨骨折高度超过7 mm，同时内踝间隙超过4.0 mm，是对下胫腓联合损伤不稳定的一个重要提示。然而，目前尚无理想的术前诊断流程评估踝关节内侧结构的损伤程度，进而确定其是否需要手术治疗。

第六节 双踝骨折

双踝骨折同时破坏了踝关节的内外侧稳定结构。移位减少了胫距关节接触面积，改变了关节运动学。虽常能够做到闭合复位，但消肿后不能维持正常的解剖位置。据文献报道，闭合复位治疗双踝骨折的不愈合率约为10%，但并不一定都有临床症状。20%的双踝骨折伴有胫骨和距骨关节内损伤，闭合复位时，这些损伤很难得到治疗。长期随访的随机前瞻性研究发现，双踝或相当于双踝的骨折患者进行手术治疗的结果优于非手术治疗者。Bauer等进行了长期随访研究，他们也证实旋后外旋IV型骨折手术治疗效果较好。Tile和AO组织建议对几乎所有的双踝骨折都应行双踝的切开复位内固定治疗。

对于大多数有移位的双踝骨折，我们也建议行双踝切开复位及内固定治疗。大多数外踝的Weber B型和C型骨折可以用钢板和螺钉固定，而有些患者踝部外侧的内固定物会引发症状。然而，在一项研究中显示，仅有半数患者在取出内固定后疼痛缓解。研究建议对Weber B型外踝骨折采用抗滑技术行后方钢板固定，从而避免了螺钉进入关节的可能性，减少了触摸到内固定物的发生率，并能提供较强的结构。在一组32例患者的前瞻性研究中，没有发生不愈合、畸形愈合、伤口并发症、固定松动或关节内螺钉或可触及的螺钉。4例患者有一过性腓骨肌腱炎，2例患者由于拉力螺钉的位置不佳引起症状需取出钢板。Weber等的研究表明，外踝的后方抗滑钢板的下拉会引起腓骨肌腱的损伤。在他们的研究中，30%的患者在内固定取出时有腓骨肌腱损伤。然而，这些患者中仅有22%在术前有症状。这些学者的结论是，肌腱损伤与远端钢板的置入和在钢板最远端孔拧入的螺钉有关，因此，建议避免在远端置入内置物或早期移除内植物。

对有些外踝骨折患者仅用拉力螺钉固定也可能减少内固定的隆起（图4-8）。一些研究者已经报道了只用拉力螺钉固定外踝骨折的成功经验，没有出现骨不愈合、复位丢失或软组织并发症。与钢板固定引起相似损伤相比，他们认为使用拉力螺钉内植物突出和疼痛问题更少。年龄不足50岁的外踝骨折患者，如果属于简单斜行骨折且仅有少量粉碎骨折块，可以置入2枚相距1 cm的拉力螺钉。

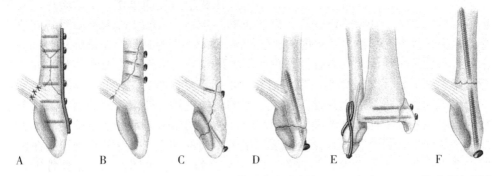

A. 标准腓骨骨折固定，应用3.5 mm的1/3管型钢板和螺钉；B. 多个3.5 mm拉力螺钉固定；C. 2枚拉力螺纹钉固定长斜行骨折；D. 单个3.5 mm踝螺钉固定低位横行骨折；E. 张力带钢丝固定及4 mm拉力螺钉固定伴随的内踝骨折；F. 3.5 mm髓内螺钉固定。

图4-8 外踝骨折的固定

研究结果表明，对骨萎缩的腓骨骨折用髓内克氏针加强钢板固定，89%的患者有轻微疼痛或无疼痛。在一项生物力学研究中，用克氏针辅助钢板，其抗弯性能较单纯应用钢板增加81%，抗扭转增加1倍。

一般的关节周围骨折的手术治疗，特别是踝关节骨折，应限制在2个时期，即早期和晚期。切开复位内固定可在损伤后12 h内进行，否则由于广泛的肿胀，应延迟至损伤后2~3周。术中如果软组织过度肿胀，可能需要延迟关闭切口或植皮。研究者发现，对Danis-Weber B型双踝或相当于双踝骨折的患者行急诊和延迟切开复位内固定的功能结果优良率相同，在并发症、复位程度、活动范围或手术时间上没有差别。急诊手术住院时间短、疼痛即刻获得缓解；延迟手术在技术上可能较为困难，但适合于那些有严重闭合软组织损伤并存在皮肤张力水疱的患者。骨折脱位需延迟切开复位者，必须立即行闭合复位和夹板固定，以防止皮肤坏死。

第五章

膝部疾病

第一节 半月板损伤与疾病

一、半月板损伤

月板损伤（tears of menisci, diseases of menisci）是膝部最常见的损伤之一，多见于青壮年，男性多于女性。国外报道内、外侧半月板损伤之比为（4~5）：1，而国内报道相反，其比例为1:2.5。

（一）损伤机制

半月板承受膝关节的部分应力，具有一定的移动性，随着膝关节的运动而改变其位置与形态。最易受损伤的姿势是膝关节由屈曲位向伸直位运动，同时伴旋转。膝关节在半屈曲位时，关节周围的肌肉和韧带都较松弛，关节不稳定，可发生内收外展和旋转活动，容易造成半月板损伤。膝半屈曲外展位，内侧半月板向膝关节中央和后侧移位，如同时股骨下端骤然内旋，半月板即被拉入股骨内髁和胫骨平台之间，旋转力和挤压都会使半月板破裂。当膝半屈曲位和内收时，股骨猛力外旋，外侧半月板也会破裂。另外，当膝关节交叉韧带断裂，特别是前交叉韧带断裂，其剪切应力作用于半月板，容易造成半月板损伤，特别是内侧半月板后角损伤。除外力之外，半月板自身的改变也是破裂的重要原因，如半月板囊肿形成，或原先就有半月板疾病存在，轻微损伤即可使半月板损伤。半月板损伤可发生在外侧、内侧或内外两侧。与欧美地区不同，我国外侧半月板损伤多见，这可能与国人外侧盘状软骨多发有关。

（二）分型

依据半月板损伤的形状、部位、大小和稳定性，分为退变型、水平型、放射型、纵型（垂直型）、横型、前后角撕裂型、边缘型和混合型（图5-1）。

1. 退变型

多发生在40岁以上，常伴有X光片示关节间隙变窄，难以辨别其症状来源于退变还是半月板病变。

2. 水平型

多自半月板游离缘向滑膜缘呈现水平撕裂，形成上、下两层。其症状常由其中一层在关节间隙中滑动而引起。

3. 放射型

放射型又分为斜型和鸟嘴型，常使沿周缘走向排列的环形纤维断裂，当此放射裂或斜裂延伸至滑膜时，半月板的延展作用完全丧失，大大影响到载荷的正常传导。

4. 纵型

纵型又分为垂直型和桶柄型，可以是全层的，也可以仅涉及股骨面或胫骨面，多靠近后角，纵长大于 1.5 cm 为不稳定者，即"桶柄"，易向中间滑动，常与前交叉韧带断裂合并发生。

5. 横型

自游离缘横向断裂，多位于体部，若伸至滑膜缘，则环形纤维完全断裂。

6. 前（后）角撕裂型

易进而变为部分边缘。

7. 边缘撕裂型

前后角完整，游离的半月板可滑至髁间窝形成交锁，常合并前交叉韧带断裂。

8. 混合型

兼有上述两种及两种以上类型。

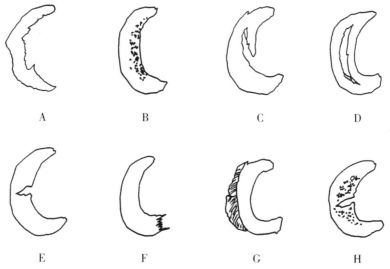

A. 退变型；B. 水平型；C. 放射型；D. 纵型；E. 横型；F. 前（后）角撕裂型；G. 边缘撕裂型；H. 混合型。

图 5-1 膝半月板损伤类型

（三）临床表现

多见于青壮年、运动员和矿工。详细了解病史与认真的临床检查对半月板损伤的诊断有同等重要意义。

1. 症状

半数以上的病例有膝关节"扭伤"史，伴有膝关节肿胀、疼痛和功能障碍。疼痛是常见的表现，通常局限于半月板损伤侧，个别外侧半月板撕裂可伴内侧疼痛，有的患者自觉关节内有响声和撕裂感，膝关节不能完全伸直。膝部广泛疼痛者，多与积液或关节积血使滑膜膨胀有关，这种疼痛可逐渐减轻，但不会消失。肿胀见于绝大多数患者，损伤初期肿胀严重，随时间的推移，肿胀逐渐消退，以后发作肿胀减轻。即使没有积液和肿胀史，也应慎重考虑诊断半月板损伤。有的患者，由于半月板被嵌夹住和突然疼痛，引起股四头肌反射性抑制，发生膝关节松动或膝软。患者在走平路或下楼梯时，膝关节屈曲位负荷增加时，半月板后角易被夹住，常出现弹拨发作。"交锁"现象见于部分患者，由半月板部分撕裂所致，常常是撕裂的桶柄部分夹在股骨髁前面，膝关节突然不能伸直，但常可屈曲，自行或他人协助将患肢在膝旋转摇摆后，突然弹响或弹跳，然后恢复，即"解锁"。久病者患肢肌肉，特别是股四头肌逐渐萎缩。半月板瓣可被卷入股骨髁的侧沟内，具有游离体的一些性质。多数患者走路时有关节不稳定或滑落感，尤其在上下楼梯或行走于高低不平的路面上，但这并非为半月板损伤独有的症状。

2. 体征

肿胀、压痛和股四头肌萎缩是常见的现象。肿胀多半是积液局限在滑膜腔内呈现的特有表现。广泛的肿胀是由于关节周围组织受累，产生水肿和出血。积液久者，滑膜增厚。少量积液时通过抚平内侧沟的液体，呈现空虚状，压迫髌上窝或由下向上挤压关节的外侧，可产生小的可见的液波。大量积液时，浮髌试验表现为阳性，容易看到在髌骨下有横跨性波动。压痛可局限在外侧或内侧关节缝隙或膝眼部，与半月板损伤部位有关。关节积液时有广泛的压痛。股四头肌萎缩系由于疼痛限制膝部活动，特别是伸直受限时萎缩明显，这种萎缩在股内侧肌最易看到。患膝常有轻度活动受限，膝关节不能完全伸直，被动伸展时可引起疼痛。

（1）被动过伸和过屈痛。做过伸试验时，一手托足跟，一手置胫骨上端前方向后压。做过屈试验时一手持踝部，用力后推，使足跟尽量靠近臀部；此试验还可将足控制在外或内旋位检查，如出现疼痛，提示可能分别为半月板前角或后角损伤。

（2）麦氏试验（McMurray's test），又称为旋转挤压试验，是检查半月板有无损伤最常用的方法。尽管对其检查方法和意义的看法不尽相同，但一般认为如检查过程中将膝关节充分屈曲，外展外旋小腿或内收内旋小腿，出现疼痛、弹动感或咔嗒声，分别提示外侧和内侧半月板有损伤的可能，若发生在膝近全屈位为后角损伤，发生在接近伸直位为前角损伤。麦氏试验阳性，弹响位于间隙是半月板撕裂的辅助证据，但该试验阴性也不能排除半月板撕裂。

（3）研磨试验（Apley's test）。患者俯卧屈膝90°，通过胫骨长轴保持压力下，左右旋转胫骨，如患者有研磨感，有时引起疼痛，表明为半月板损伤。

（4）侧方挤压试验。嘱患者患膝伸直，检查者站在患者患侧，将两手分别置患者患肢膝、小腿下端相对侧，向相反方向加压，如被挤压关节间隙有疼痛，可能有半月板损伤。

（四）辅助检查

1. X光片

对半月板损伤很少有肯定性的意义，主要价值是：①除外骨软骨损伤、剥脱性骨软骨炎、游离体、骨肿瘤和应力性骨折；②检查骨性关节炎的严重程度，有助于选择治疗方案，如骨性关节炎较严重的膝关节一般不宜手术。

2. 关节造影

这是一种有创性检查，其阳性率较现在的 MRI 检查低，这种方法在临床上的应用越来越少。

3. MRI 检查

MRI 的诊断价值已被公认，半月板损伤的确诊率可达 90%～95%，特别是急性期。在 MRI 图像上，正常半月板都是低信号的结构，如果半月板内有与关节相通的高信号征象，可能是半月板损伤的表现。建议外伤后膝关节肿胀患者早期行 MRI 检查，及早发现半月板损伤，为修复半月板创造条件。

4. 膝关节镜

膝关节镜问世以来，成为一种检查及治疗膝关节某些疾病的有效方法，尤其是对半月板损伤有着较高的准确率，可直观地了解半月板损伤的类型，同时在关节镜下可进行半月板缝合、成形等治疗，从而使关节镜检查的适应证大大拓宽。

（五）诊断

根据临床表现，体征及结合辅助检查结果等诊断并不困难。

（六）鉴别诊断

1. 侧副韧带损伤

当应力作用于损伤的韧带时，会出现疼痛，有压痛但疼痛的范围不局限于关节线上，韧带两端的骨附着点压痛更明显。

2. 膝部滑囊炎

在膝关节内侧韧带的浅层和深层之间有多个滑囊，发炎时可出现疼痛。与半月板损伤的鉴别方法是向滑囊内注氢化可的松，滑囊炎的症状常得以缓解或消除。

3. 髌骨疾病

髌骨软化、髌骨对线不良和退化性关节炎，常有髌前部疼痛，髌下区有较局限性压痛，研髌试验阳性，髌骨外缘压痛等。

4. 关节游离体

关节内游离体可发生与半月板损伤相同的交锁症状，但摄 X 光片后不难鉴别。

5. 滑膜皱襞综合征

髌内侧滑膜皱襞有时会引起膝关节交锁的症状，与半月板损伤出现的交锁类似，其鉴别点为屈膝 20°～30°时髌骨内下方压痛明显。

（七）治疗原则

早期手术，尽量保全半月板，半月板成形优于切除。

（八）非手术治疗

不伴有其他病变的不完全半月板撕裂或小的（5 mm）稳定的边缘撕裂，发生于半月板边缘有血管供应部分的稳定的垂直纵裂常可自然愈合。应用长腿石膏或膝关节固定器固定伸膝位 4～6 周，当患者恢复对石膏（或固定器）内肢体的主动控制时，允许患者扶拐杖负重，多能治愈。在固定期间嘱患者行股四头肌锻炼，有助于患者康复，促进关节积液的吸收。

（九）手术治疗

1. 适应证

（1）非手术治疗无效，包括改变运动方式和习惯、药物和康复治疗。

（2）半月板损伤的症状影响日常生活、工作或运动。

（3）阳性的临床体征，包括麦氏试验阳性，关节线压痛等。

（4）呈交锁状态或经常发生交锁。

（5）合并有交叉韧带损伤患者。

2. 禁忌证

损伤严重的半月板经过较长岁月，其本身已变性，对关节软骨造成较严重的磨损破坏，或关节有明显的退行性改变，除非严重症状确系半月板损伤所致，应慎用半月板切除术，否则将可能使症状加重；膝部皮肤有擦伤或体内有感染灶者，应延期手术。

3. 术前准备

对股四头肌萎缩明显的患者，术前嘱其积极锻炼股四头肌。

4. 术式选择

（1）半月板全切除术。鉴于半月板的功能的重要性，尽量不将半月板完全切除，因其完全切除后的效果往往早期满意，若干年后由于关节退行性病变、膝关节不稳定及慢性滑膜炎，满意率逐渐下降，半月板完全切除仅适用于半月板实质部严重损伤而不能愈合者，以及其碎裂严重造成膝关节严重的功能紊乱者。半月板全切除，可采用的切口有多种，常用的为前外或前内斜行切口，对内侧间隙较窄，切除完整的内侧半月板有困难时应加用内侧副韧带后缘纵向切口，如此较易分离半月板后角。外侧半月板切除应注意保护，勿伤及腘肌腱。半月板切除后，应依次检查关节内的软骨关节面、交叉韧带是否正常，有无游离的组织碎屑，如有应反复冲洗，彻底清除。

（2）部分半月板切除术。部分半月板切除术适用于桶柄状破裂、纵行破裂或横行破裂。只切除撕裂的中央部分，留下较稳定的周围半月板袖或边缘，对胫股关节起明显的稳定作用（图 5-2）。如果半月板的中央部撕裂进入髁间窝，先横行切断中央部与周围部分在前面的连接，然后钳住中央部前端，拉向髁间窝中，在直视下切断中央部与半月板后角的连接。

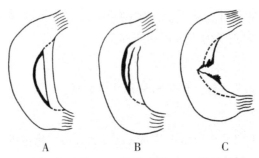

A. 桶柄状破裂；B. 纵行破裂；C. 横行破裂。

图 5-2 部分半月板切除术（虚线为切断处）

(3) 半月板修复术。半月板修复的标准如下：①超过 1 cm 的全层纵裂；②撕裂位置在靠近半月板滑膜缘的 3~4 mm；③撕裂的半月板不稳定；④准备缝合的半月板质地良好；⑤膝关节的稳定性好，或者已经进行了韧带重建手术。如果符合上述标准，就可以采用以下的方法修复：①开放式；②关节镜下全内缝合；③关节镜下自外而内式；④关节镜下自内而外式。缝合的方式有垂直褥式、垂直分层式、水平褥式、结式等。

(4) 异体半月板移植。适用于半月板切除后的年轻患者，无明显骨性关节炎发生者。由于半月板大小配型及其愈合问题，该术式目前在国内也只有少数几家医院在临床开展，例数不多。临床效果有待长期观察。

目前许多基层医院都已有膝关节镜，膝关节半月板损伤早期最好在关节镜下检查，并进行相应的微创治疗，患者恢复及治疗效果较好。

（十）术后处理

(1) 术后用大棉垫加压包扎膝部和大腿，患腿抬高，2 天后解除包扎。

(2) 麻醉过后即开始股四头肌收缩锻炼，负重直腿抬高，术后 2~3 天就可扶拐负重行走，尽快恢复患者独立行走。

(3) 半月板修复术者，用长腿石膏或膝关节固定器固定膝关节于伸直位 4~6 周，在固定期内行股四头肌等长锻炼，去除外固定后加强关节功能锻炼，逐步增加负重，8~10 周后完全负重。

（十一）主要并发症

1. 关节积液

可因操作粗暴、止血不彻底或术后下地负重活动太早引起。一般加强股四头肌抗阻力等张收缩，避免伸屈膝活动，晚负重即可消退。如积液较多，可在严格无菌操作下抽出液体后用弹力绷带加压包扎。

2. 关节积血

关节积血多由外侧半月板切除术中损伤膝外下动脉所致，或因膝部包扎过紧、静脉回流受阻引起。未凝固的血可抽出，凝固的血块要切开清除，结扎止血。

3. 关节感染

一旦感染后果严重，其原因可为操作不当或体内有感染灶。处理的方法是早期在全身应用抗生素的同时，关节镜下冲洗。晚期患者需切开排脓或关节镜下冲洗，冲洗干净后并置管用含抗生素的溶液冲洗。下肢制动，待感染消退后再开始活动。

4. 关节不稳和疼痛

关节不稳和疼痛多由股四头肌萎缩引起。一般通过股四头肌锻炼和物理疗法可好转。

5. 神经疼痛

神经疼痛常见内侧半月板手术后，由损伤隐神经髌下支产生神经瘤引起，明确病因后切除瘤体，症状即可消失。

二、半月板疾病

(一) 半月板囊肿

半月板囊肿由 Ebner 首先报道，其实质为半月板内的囊性改变，多见于半月板边缘，也可见于半月板内。好发于男性青壮年。

1. 病因

关于形成原因有以下说法：

(1) 创伤造成半月板组织内的挫伤和积血，从而导致黏液样退变。

(2) 随年龄发生的退变造成局部坏死和黏液退变成为囊肿。

(3) 半月板组织内形成的滑膜细胞包涵体或组织化生细胞分泌黏液导致囊肿形成。

(4) 滑膜细胞经纤维软骨的微小撕裂移位到半月板内，导致酸性黏多糖蛋白分泌，形成半月板囊肿的内容物。首先在无血管区内出现较小的囊肿，以后由于关节活动滑膜液抽吸的泵作用，小囊肿向膝关节周围移行，较多的液体进入囊肿，使其体积不断增大。

2. 临床表现

半月板囊肿的主要症状是慢性关节疼痛，有的像牙咬样疼痛，活动时加重，有的夜间疼痛。多数患者在关节间隙能见到明显的肿块，一般伸膝时增大，屈膝则变小，甚至消失。囊肿存在和增大，损害了半月板的活动性，增加了半月板的撕裂机会。当囊肿伴有半月板撕裂的特征时，可出现交锁、咔嗒声、打软腿和弹响等典型的半月板撕裂症状。

3. 辅助检查

部分患者在 X 光片上显示有骨性压迹。膝关节 MRI 可清楚显示半月板囊肿部位及大小，表现为半月板边缘有 T_2 高信号囊性包块，多合并有半月板损伤信号改变。

4. 鉴别诊断

半月板囊肿应注意与边缘性外生骨疣和横跨关节线上的半月板瓣相鉴别，因三者呈现类似的体征。有时易与关节周围其他囊肿（如滑囊和腱鞘囊肿）相混淆。

5. 治疗

许多早期囊肿可反复出现，疼痛呈间断性者，可予观察，无特殊处理，若症状转为持续性，则应手术切除囊肿。早期患者，最好术前施行关节镜检查，如半月板无撕裂和退变，表面及关节囊附着处正常者，可将关节囊做一小切口，将囊肿小心地解剖出来并切除之。如果囊肿已进入半月板，并有撕裂者，探明半月板撕裂的情况，行半月板部分切除和半月板囊肿减压术，半月板有放射状撕裂，将其修剪至稳定的边缘。如果撕裂为稳定的水平撕裂，在轻轻修整上叶后仅切除下叶，从外面挤压囊肿可能把囊肿内容物挤入关节内，使囊肿减压。单纯切除囊肿，可使膝关节功能康复顺利，康复期短。保留半月板，可避免或延缓骨关节炎的形成。半月板实质确有多发裂隙状撕裂者，整个半月板连同囊肿一并切除。

(二) 盘状软骨

盘状软骨是指半月板的形态发生异常，不同地区或种族之间盘状软骨发病率差异很大，在国外报道中发病率很低，不到1%。但在我国、韩国和日本则发生率很高，占半月板手术数的26%~50%。男性多于女性，为（2~7）：1。发病者多为青壮年，左右两膝发病率相近，不少双侧同时发病，多见于外侧，内侧罕见。

1. 病因

盘状软骨的病因尚不清楚。有的学者认为盘状软骨系膝关节胎生软骨盘发育障碍的遗迹，半月板系股骨和胫骨中胚叶细胞分化而成。胎生时期，膝关节内外软骨板相连成盘状。在胎儿发育过程中，软骨板的中央部分逐渐吸收，形成典型的半月板，如某种原因使这种生理吸收过程中断，就造成盘状软骨。但近些年来国内外有的学者对胎儿半月板进行观察，得出与上述内容相反的结论，即在胚胎发育早期，内外侧半月板即呈现典型半月板形状，并未见盘状软骨，但在尸体解剖和临床病案资料中却有盘状软骨存在，因此，提出盘状软骨可能是出生后在幼儿时期逐渐发育形成的。其真正的病因，尚待进一步研究。

2. 分型

盘状软骨可有圆形、方形、盘形、肾形等不同的形状，大致分为3种类型（图5-3）。

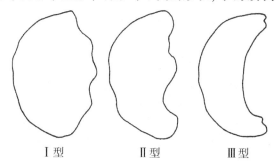

图5-3 盘状软骨的病理分型

（1）Ⅰ型。完全为圆盘状或方形，厚而大，内侧部分存在，有时厚达8mm，盘的外缘和内侧厚度相差很少。整个股骨和胫骨平台相隔开。

（2）Ⅱ型。亦呈盘状，半月板的边缘肥厚，内侧较薄。内侧游离缘有双凹陷的切迹，两凹陷之间有一凸出朝向关节中心。

（3）Ⅲ型。在结构方面前后宽窄与正常半月板相接近，只是中央部分较薄。

3. 临床表现

盘状软骨较正常半月板宽大而厚，表面不光滑，边缘附着坚固，因而在关节内活动受限，在活动过程中各种应力的作用下，极易受伤，发生磨损、变性或撕裂，故临床上约1/3的患者并无外伤史。盘状软骨不一定都有症状，症状的出现多见于青壮年，但儿童不罕见。最常见的膝关节症状和体征如下：

（1）关节弹拨。这是膝关节盘状软骨特异性体征，出现率高达95%，对诊断有决定性的意义，卧床屈伸膝关节可以出现清晰的响声，伸膝比屈膝更为明显，并可看到关节跳动，小腿旋转，如外侧盘状软骨伸膝至20°左右位时呈外展外旋，屈膝在120°左右位时相反。关节弹拨并不一定伴明显的疼痛，其发生的机制可能是盘状软骨表面不平，上有嵴形隆起，或盘状软骨本身撕裂所致裂隙或重叠，膝关节屈曲活动股骨髁在其上滑行所致，或因盘状软骨松动，被股骨髁压其边缘发生滑跳。在做关节弹拨时，由于宽厚的盘状软骨被股骨髁挤压，屈膝时可用手触知或见到盘状软骨向前方突出，伸膝时软骨缩回，或向腘窝内突出。这一征象只有盘状软骨独有，可借此与半月板损伤相鉴别。

（2）重力试验阳性。膝关节的侧方重力试验，对盘状软骨也有显著的诊断价值。如患者侧卧，患腿在下，使小腿悬于床边外，做伸屈膝活动，出现明显的弹响，改另一侧侧卧，使膝内侧向床面，再做伸屈膝关节，不出现弹响或弹响变小，为重力试验阳性。

（3）持续性的关节交锁。仅有40%患者有交锁病史，交锁多发生在恒定的方位，且能自行解锁，如果盘状软骨磨损或纵行破裂，损伤的盘状软骨阻止股骨髁的活动，造成交锁，由于盘状软骨厚而宽，不易解除，致膝关节长期的伸展活动受限。

（4）其他表现。盘状软骨的患者，膝关节内疼痛的发生率为100%，关节间隙可有压痛，尤其软骨边缘及前角最为明显，1/3的患者有踩空或关节不稳感，有外伤史者早期有关节肿胀。病程较长的患者常有股四头肌萎缩。约20%的患者伸直受限，20%的有过伸痛和全屈痛，75%的有关节间隙压痛，90%的研磨试验和侧方挤压试验为阳性。

4. 辅助检查

（1）膝关节X光片可见患侧间隙增宽，胫骨平台和股骨髁边缘骨质增生，腓骨小头位置比正常的稍高。

（2）MRI检查发现外侧半月板在所有层面都不出现三角形半月板，并有损伤信号。

（3）膝关节镜检查可以看到盘状软骨，有时也能发现其表面的撕裂。

5. 诊断

盘状软骨的临床表现典型者，较易确诊，主要应与半月板损伤相鉴别。

6. 治疗

对盘状软骨诊断确定后，唯一可靠的治疗方法是早期手术，施行全切除或部分切除盘状软骨，以解除关节活动障碍，预防和减少创伤性关节炎的发生，手术可通过切开关节或在关节镜监视下进行，手术步骤及术前术后的处理与半月板切除基本相同。

20世纪80年代以来，盘状软骨改形术已逐渐推广普及，即将盘状软骨修改为近似正常半月板形态，这不仅能消除盘状软骨所产生的症状和体征，更重要的是保存了半月板传导载荷的功能，使膝关节的生物力学状态接近正常状态，能防止晚期退行性变。

对盘状软骨部分切除者的长期疗效，各家报道不一，这可能与盘状软骨的病理改变特点、手术适应证的选择及技术水平有关。对盘状软骨全切除者，术后应加强股四头肌锻炼，以防由于外侧副韧带松弛而影响膝关节的稳定性。

第二节 髌股关节疾病

一、髌骨不稳定

（一）分型

髌骨是人体最大的籽骨，是伸膝装置的重要组成部分，其生理功能主要是传递并加强股四头肌的力量，维持膝关节的稳定，保护股骨关节面。髌骨的稳定性依靠髌骨股骨髁的几何形状，周围关节囊、韧带及髌韧带的静力性平衡和股四头肌内外侧力量的动力性平衡，当外伤、先天性或后天性疾病使平衡受到破坏时，髌骨可偏离正常位置，发生脱位或半脱位，或倾斜。髌骨脱位是指髌骨完全脱出股骨髁间沟，髌骨体一般滑移到股骨外髁的外侧。半脱位的髌骨没有完全脱离股骨髁间沟，髌骨嵴脱离股骨髁间沟底部向外移，髌骨外缘一般滑出股骨外髁边缘之外。髌骨移动可分为上、下、内、外方向，由于膝关节生物力学的特点，临床上以外侧移位最常见，而且常易复发，称为复发性脱位（半脱位）或滑动髌骨。文献报道，导致髌骨脱位或半脱位的因素有多种，大致分型如下。

1. 按髌骨形态分型

（1）髌骨对线不良。不论是软组织还是骨结构异常，均会导致髌骨对线不良。软组织异常，包括韧带松弛、髂胫束异常（多半附着在髌骨外侧）、股内侧肌萎缩、股外侧肌肥大、髌外侧支持结构挛缩、髌骨外侧膨大，向外牵拉髌骨、髌韧带止点偏外、外伤致内侧支持带（特别是近年来提出的内侧髌骨股骨韧带）损伤修复不佳等；骨结构异常，包括胫骨结节偏外（Q 角通常大于 15°）、股骨颈前倾或股骨内旋、股骨髁间窝的形态异常、外髁发育不全、较正常稍低、膝外翻、胫骨外旋、膝反屈等。

（2）髌骨形态变异。髌骨内侧面较小而呈凸形或髌骨半月形两个面相互形成的角度为锐角，出现髌骨脱位的倾向较大。

（3）高位髌骨。高位髌骨为复发性髌骨脱位或半脱位的重要因素已得到证实，约50%的患者存在高位髌骨。

2. 按脱位状况分型

（1）复发性髌骨脱位。创伤性髌骨脱位后，部分患者可因外力发生再脱位，最终仅因轻度扭转或牵拉即可脱位。女性多见，可能是由韧带过度松弛所致。多半有明显家族史，双侧发病者约占 1/3。单侧脱位者左右发生率相等，好发年龄 15～17 岁。

（2）习惯性髌骨脱位。在所有膝关节屈伸活动中，髌骨均可脱位。发生习惯性髌骨脱位的因素有：胫骨外旋、膝反张、高位髌骨、股骨髁和髌骨发育不良。

（3）持久性髌骨脱位。指在膝关节伸直和屈曲的整个活动范围中髌骨始终处于脱位状态，又分为先天性和后天性两种。前者多生后即有持久性的膝关节屈曲挛缩，后者多由股四头肌挛缩引起。

（4）持久性髌骨外侧半脱位。指在膝关节伸直和屈曲整个活动范围中髌骨始终处于半脱位的状态。

（5）髌骨髁间移位。当髌骨滑向其侧方时，发生髁间脱位，此类病非常罕见。

（二）临床表现

复发性髌骨脱位和半脱位两者症状相似，主要表现为髌骨周围钝痛，凡做增加髌股关节压力的活动，如上下楼梯和下蹲时疼痛加剧。Reilly 研究结果表明，上下楼梯时髌股关节的压力可达到体重的 2～3 倍，下蹲时可达到体重的 7～8 倍，经常复发的脱位和半脱位疼痛不明显，发病间歇时间较长者，脱位可引起疼痛。患者多有膝关节不稳定的各种感觉，如乏力、支撑不住"打软腿"、突然活动不灵，有时甚至摔倒。因为许多膝关节疾病都可以引起膝关节不稳定，所以此症状无特异诊断意义，患者准确地叙述髌骨脱位的病史具有诊断意义，有些病例膝关节出现肿胀，但多数不明确，只有关节胀感，还可表现为交锁，活动时出现摩擦。

复发性髌骨脱位如一闪而过，诊断有一定困难，应仔细检查，同其他膝关节疾病临床检查一样，视诊应注意观察下肢有无畸形，如膝内外翻、股骨胫骨旋转及后足旋后畸形等，还应观察髌骨的活动轨迹是否正常。正常情况下，膝关节伸直位，髌骨位于股骨髁的外上方，膝关节屈曲10°时髌骨从外上方位置平滑地进入股骨髁间窝，随着膝关节屈曲的增大，髌骨位于股骨髁中央。轨道试验阳性是髌骨不稳定的特异性体征，检查方法是患者坐于床边，双小腿下垂，膝屈曲90°，使膝关节慢慢伸直，观察髌骨运动轨道是否呈一直线。若有向外滑动，则为阳性。髌骨不稳定的患者在站立、仰卧或伸直膝关节时一般不表现为髌骨侧方移位，但在屈膝位常可观察到受累髌骨的位置偏外，严重者可完全滑到股骨外髁外侧，触诊有髌股关节压痛及髌骨内外侧支持带止点处压痛。

检查时可发现髌骨被动倾斜试验及髌骨内外侧滑动试验为阳性，髌骨被动倾斜试验是检查外侧支撑带松紧度。正常膝关节伸直位，髌骨可被动向外倾斜15°，如不能倾斜或只能向内倾斜，说明膝外侧支持韧带紧张，此试验可在膝关节不同屈曲度情况下进行，要注意和对侧膝关节比较。髌骨内外侧滑动试验是在膝关节伸直位或各种不同屈曲位进行，正常情况下滑动向内不超过一横指，向外不超过3/4髌骨，如超过此范围说明内或外支持韧带松弛。在肌肉松弛条件下，检查者将髌骨向外侧推，并徐徐屈膝，至30°左右髌骨被推向半脱位或接近于脱位时，患者感膝部不适，因恐惧髌骨脱位复发而加以阻止，并试图伸膝使髌骨回到较正常的位置。这种髌骨被动半脱位试验和出现的恐惧症有一定诊断意义。

髌骨复发性脱位和半脱位的患者可并发膝关节其他病变，有关节内紊乱症的表现。股四头肌萎缩，尤其股内侧肌更加明显。

临床检查中，Q角测量具有诊断和治疗意义。股四头肌收缩是髌骨脱位的动力性因素，其拉力方向对髌骨的稳定极为重要。Brautstrom把股四头肌牵拉轴与髌韧带长轴在髌骨中点的交角称为Q角，临床上以髂前上棘至髌骨中点连线和胫骨结节至髌骨中点连线相交的角度来表示，在正常人中，男性为8°~10°，女性为10°~20°。当股四头肌功能失常，或存在膝外翻、胫骨外旋、胫骨结节偏外和股骨颈前倾等畸形时，Q角增大，股四头肌收缩将使髌骨向外侧移位。

（三）辅助检查

1. X光片

X光片对诊断有很大价值，可以显示髌骨形态和位置是否正常。常规应拍膝关节正侧位及髌骨轴位X光片。正常人正位片髌骨位于股骨髁中央，其下极位于膝关节线，在侧位片可测量髌骨的高度，其方法有多种，常用3种方法，即Blumenssat法、Insall法、Blackburne和Peel法。Blumenssat技术要求在准确的膝关节屈曲30°位侧位X光片上测量，正常膝关节髌骨应在骶痕画线和髁间窝画线之间（图5-4A）；Insall应用屈膝30°的侧位X光片，测量髌骨长度L_p和髌腱长度L_t之比，髌骨的长度取最长对角线的长度，而髌腱的长度是在它的后面测量,从其起点即髌骨下极至它的胫骨结节处(图 5-4B),两者之比 L_t/L_p 的正常值为 0.8～1.2。大于 1.2 为高位髌骨,小于 0.8 为低位髌骨。当胫骨结节病变时,此法不够准确。Blackburne 和 Peel 提出一种测量法,在屈膝 30° 侧位 X 光片上测量,沿胫骨平台向前引一直线,并做两个测量,a 代表髌骨关节面远端至胫骨平台延长线最短的距离,b 代表髌骨关节面的长度(图 5-4C)。a/b 之值,正常为 0.8,大于 >1.0 为高位髌骨。此法最可信赖。

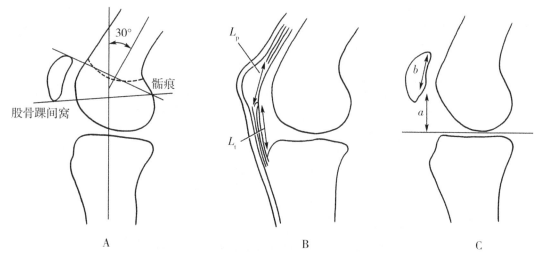

A. Blumenssat 法;B. Insall 法;C. Blackburne 和 Peel 法。

图 5-4 测量髌骨高度

髌骨轴位 X 光片影像学表现对发现髌骨向外侧偏斜及半脱位有肯定的意义,可显示髌骨及滑车发育不良,髌股关节面不相适应及髌骨移位情况,可通过测量外侧髌股角、股骨髁间角、髌股适合角及髌股指数来明确诊断。Lauzin 等报道仰卧屈膝 20°～30° 位拍髌骨轴位可显示股骨髁间线与髌骨外侧关节面两缘的连线之间形成外侧髌股角。正常者此角应向外张开,髌骨半脱位者此角则消失或向内侧张开。股骨髁间窝角是指内外侧髁关节面连线之夹角,正常为 138°±6°。髌股适合度是指股骨髁间窝角平分线与髁间窝和髌骨关节面中央峰连线之夹角正常为 6°±6°。髌股指数是指内侧髌股关节间隙最短距离与外侧髌股关节最短距离之比,正常为不大于 1:1.6,当大于 1:1.6 时,可表明髌骨倾斜或半脱位(图 5-5)。

2. 关节镜下直接观察

可观察髌骨与股骨的位置关系、运动轨道、髌骨与股骨关节软骨的改变。关节造影不仅能观察髌骨软骨的改变,还可以对比检查髌骨两侧支持带以及诊断滑膜皱襞综合征。

3. CT 扫描

可以更准确地反映髌股关节情况,以股骨髁后侧缘作为基线测量外侧髌股角,由于排除股骨的旋转因素,更加准确,且 CT 扫描可连续地测量适合角,是明确髌骨是否不稳定的有力的检查手段。

(四)非手术治疗

复发性半脱位或脱位非手术治疗效果难以令人满意,对病情较轻、拒绝手术或有禁忌证者，可试行股四头肌练习、限制增加髌股关节负荷的活动、绷带包扎或护膝保护等。骨关节炎症状严重者，适当应用非甾体消炎止痛药物。

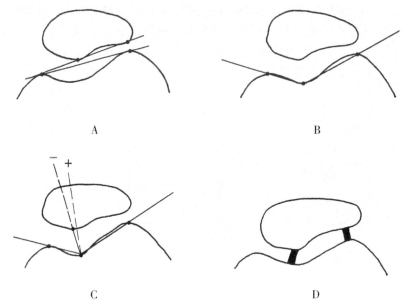

A. 外侧髌股角；B. 股骨髁间窝角；C. 髌股适合角；D. 髌股指数。

图 5-5　髌股适合性 X 射线测量法

（五）手术治疗

经非手术治疗无效，症状和体征较严重者，应采取手术治疗。文献上有关治疗髌骨复发性脱位和半脱位的手术方法甚多，可概括为两类。一类是着眼于调整髌骨力线，改善股四头肌的功能或稳定髌骨，适用于髌股关节尚无显著变性者。另一类是切除髌骨，重建股四头肌结构，适用于髌股有严重变性的病例。由于复发性髌骨脱位与半脱位的相关因素甚复杂，没有一种手术能适用于所有患者，必须查明致病原因，根据髌骨对线情况、伸膝装置的稳定性及骨性结构有无异常，选择适当的手术方法。当一种手术不足以解决问题时，应几种手术联合应用。常用术式如下。

1. 调整髌骨近端力线

（1）膝外侧松解术。此手术可以调整髌骨力线，改善髌骨位置，减轻髌股外侧关节压力，还可以减轻外侧支持带内神经末梢的张力，主要适用于髌股关节高压症患者。在硬膜外麻醉和止血带控制下操作，先作髌骨外缘纵切口，止于胫骨结节部。切开外侧翼状韧带和关节囊，探查关节内部。向上分离股外侧肌下部纤维，直至髌骨回到正常位置。缝合滑膜囊及皮肤切口。膝外侧松解术也可结合关节镜检查施行。Chen 等采用"闭合性"膝外侧松解术作膝前外侧小切口，先行膝关节镜检查，然后经此切口将钩刀插入关节囊，将其与外侧支持带一起切开，范围自髌上部至髌韧带止点。膝外侧松解术简单，对单纯性髌骨脱位或半脱位适宜，效果好，对病情较复杂者应结合其他手术进行。术后弹力绷带固定，使髌骨有内移外力，同时加强股四头肌功能锻炼，经 2～3 个月锻炼，才会逐步显示较好的临床效果。

（2）膝内侧关节囊缩紧筋膜成形术。当膝关节前内侧关节囊结构松弛，股四头肌力线正常，髌股关节面无明显变性时，缩紧内侧关节囊同时行膝外侧松解术有一定效果。内侧关节囊缩紧术是沿髌骨和髌韧带内缘切开皮肤，在前内侧关节囊上切取一 12.5 cm×1.5 cm 左右的带状瓣，其底在髌骨上方。探查关节内部后，缝合滑膜。等外侧松解后，缝合内侧关节囊。在髌骨上方用手术刀横穿股四头肌腱，将关节囊瓣由内向外通过股四头肌腱拉向外侧，抽紧后反折回内侧，与关节囊缝合，其本身起到吊带作用附着在内侧，限制髌骨外移（图 5-6）。术后石膏固定于伸膝位，开始股四头肌练习。3～4 周后可扶拐下地并解除外固定，练习膝关节活动。

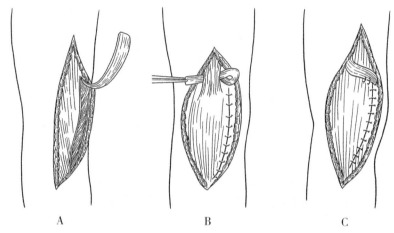

A. 从内侧游离出一筋膜条，蒂在近侧；B. 穿过股四头肌的肌腱拉向外侧；C. 再返回来自身缝合固定，起吊带作用，附着在内侧。

图 5-6 膝内侧关节囊缩紧筋膜成形术

（3）内侧髌股韧带重建术。内侧髌股韧带附着于髌骨内缘中上部，股骨附着点在股骨内收肌结节，它可防止髌骨向外脱位。因外伤造成内侧髌股韧带损伤断裂，会造成髌骨半脱位或脱位，近年来有文献报道用半腱肌腱重建内侧髌股韧带，取得了较好的临床效果，且手术创伤小，膝关节功能恢复好。

（4）股内侧肌止点移位术。孟继懋提出将股内侧肌止点向下外侧转移，以加强髌骨内侧的肌肉拉力。此法适用于股内侧肌力正常的病例，并与外侧松解及内侧关节囊缩紧术同时施行。手术从膝外侧松解术开始，于大腿外下方沿髂胫束做皮肤切口，到胫结节处弯向内侧。翻起皮瓣，松解外侧挛缩的软组织。如遇髂胫束挛缩或有纤维与髌外缘相连，可将其分开，并延长或切断髂胫束。股二头肌挛缩者予以延长。不少病例股外侧肌止点偏低，有的可直接附着于髌骨外上缘，应将其止点切开上移。继沿髌内缘切开内侧关节囊，探查髌骨关节面，若有软骨软化，给予相应处理。对力线不正的病例作髌韧带或胫骨结节移位术。切除多余的内侧关节囊并作缩紧缝合。游离股内侧肌止点并向下外方牵引，使其远端接近髌骨外下缘。用褥式缝合数针将髌骨内上缘软组织与止点上方 2～3 cm 的股内侧肌缝合固定。股内侧肌远端缝固于髌骨外下缘（图 5-7）。股外侧肌止点一般上移 3～4 cm 缝合。分层缝合切口。术后以长腿石膏伸膝位固定 6 周。除去石膏后开始膝关节屈伸功能练习。

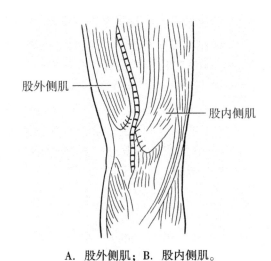

A. 股外侧肌；B. 股内侧肌。

图 5-7　孟氏股内侧肌止点下移及股外侧肌止点上移术

2. 调整髌骨远端力线

（1）肌腱转位手术。股薄肌、半腱肌和缝匠肌均可单独或联合转移肌腱至髌骨，增强髌骨的稳定。对儿童常用的方法是在膝外侧松解术后，在腱、肌接合部切断半腱肌，将肌腱从内下向外上方斜行通过髌骨隧道，拉紧后反折缝合固定（图5-8）。

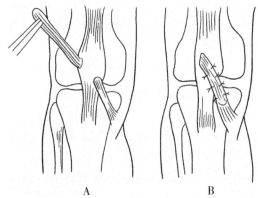

A. 将半腱肌腱远段从内向外上斜行穿过髌骨隧道；B. 拉紧半腱肌腱自身缝合固定。

图 5-8　半腱肌腱转移术

（2）髌腱手术。做外侧松解术后，将髌腱外侧半在胫骨结节的止点切断剥下，使该部绕过髌腱内侧半后面转移至胫骨内侧，或内侧关节囊上，在适当张力下缝合固定（图5-9）。本法又称为 Goldthwait-Roux 手术，以此控制髌骨外移，但有时可引起髌骨歪斜，运动量大和股四头肌力强者也有发生韧带内侧半断裂的可能。

（3）胫骨结节移位术。当 Q 角大于 20°时，上述软组织手术常不足以纠正髌骨移位，而需转移髌韧带止点。常用 Hauser 法，做膝前内侧皮肤切口，自髌骨上方至胫骨结节下方 1.5 cm，游离止点以上的髌韧带。将 1.2 cm×1.2 cm 胫骨结节骨块连同髌韧带分离下来。做膝外侧松解术，并探查关节，特别注意髌股关节面情况，如无显著变性，缝合滑

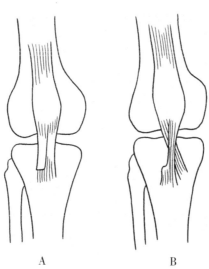

A. 将髌腱外侧半劈开；B. 经内侧半的后面，并缝在胫骨骨膜瓣的下面。

图 5-9 Goldthwait-Roux 手术

膜囊。将髌韧带向内牵拉，确定新的胫骨止点。髌韧带止点位置的选择主要根据两点：①髌骨应位于股骨髁间沟正常位置；②胫骨结节应仅为内移，不能下移，以免股四头肌过于紧张导致屈膝功能障碍和严重的髌骨软骨软化或膝反屈，膝关节伸直，股四头肌放松时，髌骨下极应处于胫骨棘尖的平面。手术方法是将髌韧带止点的胫骨结节用骨凿凿下 1～1.5 cm 的骨块，膝关节伸直使 Q 角为 0°，此时即是髌韧带应抵止的位置，一般约内移 1 cm，于胫骨干凿下的胫骨结节凿下骨槽的内侧与其垂直凿一横行骨槽，呈凸形，将横行骨槽皮质下刮出部分骨松质，连同髌韧带的胫骨结节平行移到此骨槽的皮质下内，达到所属的位置上，若髌韧带在骨槽内稳定，不需做内固定，原横行骨块可填充于外侧的骨槽内，缝合软组织（图 5-10）。术后用长腿石膏固定，4 周后开始轻柔活动并可在伸膝位行走。术后 6 周可自由活动膝关节。在固定期间应注意练习股四头肌肌力，以利于膝关节功能的恢复。

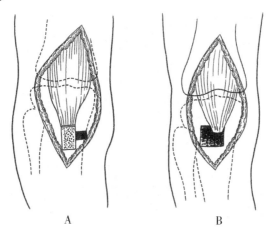

A. T 形开槽，取下横行骨块，刮除部分骨松质；B. 胫骨结节骨块与髌韧带一起移至骨槽内。

图 5-10 髌韧带止点内移术

若有膝外翻畸形或股骨外髁过低者，应先行截骨术或股骨外髁垫高术，再行髌骨脱位矫正术。上述两种畸形应分两期手术进行。

3. 髌骨切除股四头肌成形术

当复发性髌脱位伴有严重的髌股关节变性时，不适用上述两种手术，可考虑切除髌骨，修复股四头肌结构。West 和 Soto-Hall 采用髌下方"U"形切口，显露髌骨，在该骨下 1/3 平面"U"形切开股四头肌扩张部，摘除髌骨。探查膝关节，对关节内病变行相应处理后，将上部关节囊和股四头肌腱向内下方牵拉，使与下部关节囊重叠缝合；内移幅度 1.5～2 cm，下方重叠约 1.5 cm。游离股内侧肌下部并形成一"V"形肌瓣向外下方转移，覆盖缝合于髌骨切除后形成的缺损区之前内侧部。外侧可缝合滑膜囊，但不缝合关节囊及股四头肌扩张部的裂口，屈膝至 90°，观察缝线张力是否过大，必要时重新调整。缝合皮肤切口（图 5-11）。

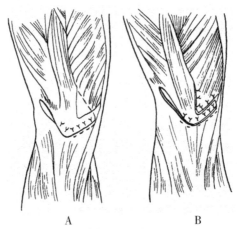

A. 股四头肌扩张部内下移位与下部关节囊重叠；B. V 形股内侧肌瓣向外下移位缝合。

图 5-11 髌骨切除股四头肌成形术

术后用长腿石膏固定 3 周，开始练习膝关节活动。5～6 周可完全不用保护，坚持锻炼直到功能恢复。

二、髌软骨软化症

（一）病因

髌软骨软化症（chondromalacia patella），又称为髌骨软骨病，是指髌骨软骨的软化和进行性破裂，系髌股痛的常见病因。

（二）发病机制

对其发病机制和治疗争议颇多，一般认为髌骨外伤、髌骨不稳定等为致病因素（称为继发性髌软骨软化症），但很多病例找不到明确病因，为原发性髌软骨软化。本症的病理变化有两种，即基底型和表面型。基底型病变开始于软骨与骨交界面，逐渐向软骨表面发展。多由于外伤致交界面承受过多的负荷和剪力，好发于内侧面和髌骨下极。表面型为病变从表面开始，逐渐向深层发展，直到最终软骨下骨质暴露，好发于髌骨副面，

(oddfacet)，由于髌骨副面在膝关节屈曲130°时才与股骨内髁接触，所以有人认为是失用性造成髌骨副面关节的软骨软化症。还有人认为本症病变多发生在髌骨关节中间区与内侧区交界部分，并认为该处软骨厚达0.8 cm，来自滑液的营养可能不足，致软骨脆性增加，易于损坏有关。组织蛋白酶的释放可破坏基质的糖蛋白链，进一步削弱软骨。髌软骨软化还可能与髌股骨接触压有关。髌股骨接触压的分布不均匀，Q角改变时更为明显；Huberti等发现髌股骨接触压于屈膝60°～90°位置时最高，而髌骨软骨软化的好发部位正好相当于屈膝40°～80°时髌骨和股骨的接触区。

（三）病理改变

髌软骨软化的变性，镜下表现为关节软骨粗糙或明显龟裂。Outerbridge按病变发展分为4级：①一级为软骨肿胀软化；②二级为范围小于1.3 cm的软骨碎裂；③三级为软骨碎裂超过1.3 cm；④四级为软骨糜烂深及骨质。这种人为的划分仅说明病变的广度或深度，各家采用的分级标准不完全相同。例如，Ogilvie-Harris将髌软骨软化症在关节镜下的表现分为3级：①Ⅰ级为软骨面软化，可有小的表面裂隙和泡状病损；②Ⅱ级为表面出现蟹肉状碎裂；③Ⅲ级为髌软骨下骨质外露，股骨沟面也有相应病变。

（四）临床表现

本病女性多见，起病渐缓。患者多有膝关节半蹲发力过劳史，或一次撞击史。主要症状早期仅为膝软，上下楼无力，以后是髌骨深面间歇性疼痛，屈膝久坐或做下跪、下蹲等动作时加重，膝关节发软及不稳，尤其在上下楼梯及关节开始活动时明显，最后发展到走跳也痛。常见体征有病程长者股四头肌萎缩，有的出现积液。特异性体征有：①髌骨压痛，90.4%的患者为阳性；②髌骨周围指压痛阳性者为90.3%（内侧缘为多）；③抗阻力伸膝痛，78%阳性；④单足半蹲位试验，100%阳性；⑤髌骨关节面不平感，摩擦音阳性多见；⑥伴有滑膜脂肪垫炎的患者，有膝过伸痛。

（五）辅助检查

X光片检查，早期多无变化，晚期可见关节面骨质硬化，脱钙囊性变，关节面边缘骨增生。膝关节镜是很有价值的诊断手段，不仅能发现病变，还可明确病灶的广度和深度。

（六）诊断

主要根据临床表现和辅助检查确诊。

（七）治疗

1. 非手术治疗

早期症状轻的患者，一般先采用非手术疗法，主要是避免能引起疼痛的各种活动，如剧烈运动、过度屈膝、下跪和下蹲等，股四头肌等长收缩练习可增强四头肌张力，按摩可消除髌周及滑膜炎症，减轻疼痛；超短波可增加血液循环，中药外敷及直流电药物透入都有一定疗效；泼尼松龙关节内注射25 mg，每周1次，适用于关节肿胀积液明显，滑膜肥厚者，最多注射3次。可使用非激素类抗炎止痛药物，如阿司匹林、吲哚美辛、双氯芬酸等减轻滑膜炎及缓解疼痛，运动员必须在症状消失或减轻后再恢复锻炼。经3～6个月非手术治疗无效，病残较重者宜行膝关节镜检查，确诊为髌软骨软化者，可考虑手术治疗。

2. 手术治疗

手术治疗包括关节外及关节内手术。关节外手术主要是调整髌骨的位置，使半脱位的髌骨回到正常位置。手术方法有外侧松解术、髌韧带转位术和胫骨结节前移术等。胫骨结节前移术可以增加股四头肌的力臂，减小髌股关节之间关节压力及增加髌股关节接触面积，胫骨结节前移术通过增加股四头肌和髌韧带之间的夹角，减少髌股关节压力，Maquent 计算发现胫骨结节前移 2 cm 可以减小髌股压力 50%（图 5-12）。截骨术适用于膝内外翻者；髌骨骨髓减压术（钻孔术），于髌骨侧向钻 3～4 个孔（在骨内），部分患者症状可明显减轻。这些术式可选择应用。

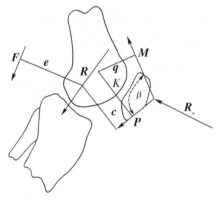

$β$ 为 M 和 P 两作用力的点角；c 为作用于胫骨力 P 的力臂；e 为力 F 的力臂；F 为膝关节屈曲力；K 为 P 的力臂；M 为股四头肌力；P 为髌韧带力；q 为 M 的力臂；R 为 F 和 P 的结果；R_s 为 M 和 P 的结果。

图 5-12 胫骨结节前移术减轻髌股关节压力原理

Maquent 胫骨结节前移术采用膝前内侧皮肤切口，游离髌韧带并松解髌下脂肪垫。切开关节，完成髌软骨面清创及切除股骨内髁嵴部。松解膝外侧和缩紧膝内侧支持结构。将一条包括胫骨结节和髌韧带止点，大小约为长 11 cm，宽 2 cm，厚 1.5 cm 的舌形骨块小心向前掀起，自髂骨嵴取一全厚骨块，修成约 2.5 cm 正方形嵌垫于舌形骨瓣上端与胫骨主干之间，以加压螺纹钉固定（图 5-13）。缝合皮肤前需广泛游离皮瓣，避免缝合张力。术后石膏固定 6 周，进行股四头肌与小腿肌肉练习，术后 3 周可扶拐下地。

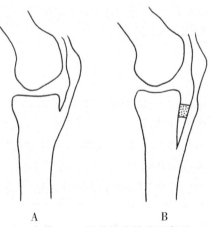

A. 术前；B. 胫骨结节前移固定后。

图 5-13 Maquent 胫骨结节前移术

如患者同时伴有髌骨脱位或倾斜，可行胫骨结节内移位术，胫骨结节内移可调整髌骨力线，减小 Q 角。通过斜行截骨行胫骨结节前内移位术，调整截骨角度，可获得不同程度的前移或内移（图 5-14）。手术时用加压螺钉固定胫骨结节，术后石膏固定 6 周。

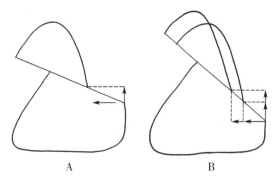

A. 斜行截骨可使胫骨结节向前内移位；B. 斜度大的截骨可产生较多的向前内移位。

图 5-14 斜行截骨胫骨结节前内移位术

关节内手术包括髌软骨病灶环切、髌骨床钻孔、关节小面切除和病变软骨刨削等，疗效难以肯定。

随着关节镜外科技术的发展，近年来开展了关节镜下对髌软骨软化症进行手术治疗。治疗方法包括灌洗、刨削和膝外侧松解，以及射频气化刀处理不平毛糙软骨面。治疗效果也是病变轻者好，重者差。关节腔灌洗可以清除引起滑膜炎的软骨碎屑，缓解症状。刨削旨在清除和平整软骨病灶，据 Ogilvie-Harris 的经验，对由外伤引起的髌软骨软化症有效。外侧松解对髌骨位置不正者可改变髌股关节的病理力学状态。关节镜下手术造成的病残较轻，有条件者可以采用。

髌软骨软化症的疼痛症状与髌骨内高压可能有关。Bjorkstrom 测出髌软骨软化症患者的髌骨内压比对照组明显增高，二者分别为 5.83 kPa 和 2.47 kPa。有迹象表明，髌骨钻孔减压可以缓解髌股痛。

对严重的病变广泛的髌软骨软化症可行髌骨部分切除或全切除术、股四头肌成形术。

第三节　膝内翻与膝外翻

膝内翻和膝外翻系指双下肢自然伸直或站立，两内踝（膝）相碰，而两膝（内踝）不能靠拢者，为较常见的下肢畸形。好发于儿童和青少年。膝内翻又称为弓形腿，俗称"罗圈腿"；双腿内翻者又称为"O"形腿；单下肢腿内翻者，称为"D"形腿。膝外翻又称为碰膝症，俗称"外八字腿"；双下肢外翻者，又称为"X"形腿；单下肢外翻者，称为"K"形腿。发病率地区差异性较大，一般而言，寒冷地区高于温热地区。

膝内外翻致病原因很多，现已知有 40 多种疾病可继发此种畸形，除最常见的婴幼儿时期的佝偻病、青春期佝偻病外，尚有脊髓灰质炎、骨骺损伤、骨折、平足症及其他导致股骨或胫骨发育异常的疾病，如结核、肿瘤、囊肿等所致的膝内外翻畸形，较轻的早期患者可不产生明显症状，只影响外观，但重度者可产生轻重不同的症状，且由于下肢负重力线的改变，日久可继发韧带和关节囊张力改变、胫骨代偿性畸形、退化性骨关节炎、髌骨脱位及髌软骨软化等，并引起相应症状。

根据症状和体征，进行必要 X 射线检查，对确诊膝内外翻并不难，但对每个患者，要仔细询问病史，认真查体寻找病因，明显畸形的部位、方向和严重程度。除及时对畸形进行适当的治疗（包括非手术疗法和手术矫形）外，要特别注意特殊疾病所致的膝内外翻的原发病的治疗。

第四节 膝关节强硬

膝关节强硬是多种原因所致的膝关节功能障碍，由于膝关节可能强硬于屈曲或屈曲外旋和外翻位，或处于完全伸直位，故又分为屈曲性强硬和伸直性强硬。

一、膝关节屈曲性强硬

（一）病因

膝部外伤、炎症、脊髓灰质炎后遗症、截瘫、类风湿关节炎、膝关节结核、伸屈膝肌力不平衡或长期卧床是造成膝屈曲性强硬的常见原因。

（二）病理

膝关节长期处于屈曲位，腘窝内的软组织收缩，腘绳肌向后牵拉胫骨，股二头肌和髂胫束又使胫骨外旋，常并发胫骨在股骨上的半脱位和胫骨外旋畸形。组织学表现为关节内肉芽增生，结缔组织退变坏死，增生性闭塞性脉管炎及巨细胞反应，滑膜结缔组织增生；软骨退行性变、软化、骨化；关节周围钙化新生骨形成，周围腱及韧带支持带退行性变。

（三）临床表现

膝关节屈曲性强硬表现为膝关节屈曲畸形及伸直功能障碍。周围组织硬韧，无弹性，髌骨活动度变小，皮肤挛缩。

（四）治疗

1. 非手术治疗

对膝关节屈曲性畸形较轻和持续时期较短者，通过牵引、矫形夹板或设计的支架逐渐矫正，经过体育功能锻炼及推拿按摩，多效果满意。这些措施也可用于术前准备，使手术范围减少，或术后应用，使手术矫正的程度增加。

2. 手术治疗

非手术治疗效果不好，或病期长且膝关节屈曲严重的患者，应考虑手术治疗，根据病情选用前交叉韧带切断术、松解膝后的挛缩结构或截骨术。

（1）前交叉韧带切断术。患者仰卧位，做膝前内侧小切口，进入内侧关节腔，用小尖刀或小钩钩住前交叉韧带将其切断,于膝屈曲位90°位,将胫骨向前拉,使之复位。

(2) 后关节囊切开术。后关节囊切开术主要方式有两种。一是患者俯卧位,在腘窝内做一长约15 cm弧形切口,显露关节囊后面部分的内侧和外侧面,分离进入深层结构,解剖皮下组织和深筋膜之间到腘间隙的外侧面,并纵行切断深筋膜,显露股二头肌腱和腓总神经和腓肠肌外侧头,在正中间向内牵腘血管和神经。在直视下切开腓肠肌外侧头、后关节囊的外侧半和后交叉韧带的附着。在皮下组织和深筋膜之间解剖腘间隙的内侧面,切开深筋膜显露内侧面的半腱肌和半膜肌,并向内牵开。将腘血管和神经向外牵开,切开腓肠肌内侧头和后关节囊的内侧半,此时以轻柔手法尝试将膝关节伸直。当有股二头肌、半膜肌、半腱肌和髂胫束严重挛缩时,可行"Z"形延长,切开髂胫束和外侧肌间隔。二是在腘窝内、外侧缘各做一纵向切口。在外侧切口中,关节线上方约5 cm处切断髂胫束。游离和保护腓总神经。"Z"形切断股二头肌腱,待手术后期延长。显露后关节囊,将其分开。用骨膜剥离器将后关节囊自股骨后面向下剥离。向上延长关节囊切口至股骨外髁,分离腓肠肌外侧头。沿股骨向上行骨膜上剥离,直至关节线上7~8 cm,内达股骨后中线。继而做内侧切口,切开关节囊后内缘,按处理外侧的同样方法进行剥离。用纱布条将关节后方的所有结构牵开,膝关节屈至锐角,骨膜下解剖游离髁间切迹区域紧缩的关节囊结构和腓肠肌内侧头。有些挛缩组织必要时可以切断或延长。施加手法使膝关节伸直。此时若腓总神经出现异常张力,可向上及向下游离,特别在腓骨颈部,设法减轻张力,保护神经。术后处理视具体情况而异。屈曲挛缩程度较轻,足趾检查表明远端血液循环良好者,可用衬垫石膏管型或夹板固定于伸膝位。2周后开始做理疗,要重视股四头肌锻炼。术后5~6周配用带锁膝关节支具,以便走路时膝关节保持伸直,坐时可以屈膝。睡眠时宜用夹板,坚持6个月,以免复发。对挛缩严重的病例,即使术中获得充分矫正,术后仍不宜立即固定于完全伸直位。一般可先固定于30°~45°屈膝位,然后酌情逐步伸展,以避免神经或血管损伤,完全伸直后可按前法以石膏管型固定。

3. 截骨矫形术

股骨髁上截骨可以矫正膝关节屈曲畸形,但不能纠正软组织挛缩,不能增大膝关节的活动幅度。截骨术适用于软组织手术不能充分矫正畸形。膝关节内部无明显病变,并有相当活动功能的病例,按改良的Osgood法做膝关节外侧纵切口,长约10 cm。显露股骨外髁,切除一四边形骨块。对好截面,实施内固定,术后用石膏绷带固定于膝伸直位4周。

二、伸直性膝关节强硬

(一) 病因

伸直性膝关节强硬,多数患者由于股骨骨折后或者股骨前面广泛的软组织损伤,股四头肌的装置部分或全部瘢痕形成或纤维变性所致。Nicoll强调此种畸形是由以下因素单一或综合作用所致:①股中间肌的纤维变性;②髌骨和股骨髁之间的粘连;③股外侧肌扩张部纤维变性和短缩,并与胫骨髁发生粘连,股直肌短缩。

（二）治疗原则

对伸直性膝关节强硬的患者应针对不同病因及功能障碍的时间和程度采用不同的措施：①粘连不超过 3 个月，不重者，采用理疗及推拿按摩，多能治愈；②粘连 3~6 个月者在麻醉下轻手法推拿；③病程在半年以上较严重者可施行手术松解，采取关节镜下松解、切开粘连松解术、股四头肌成形术等。松解后术中膝关节屈曲应达 120°以上，术后做屈伸功能练习，以保持较好的活动范围，防止再粘连。

第六章

膝关节微创手术

第一节 半月板镜下切除术

半月板位于股骨内外侧髁与胫骨平台关节面之间,为纤维软骨构成的半月状结构。半月板分为内侧半月板和外侧半月板,内侧半月板较大,呈"C"形,外侧半月板较小,近似"O"形。

半月板损伤在临床上多表现为关节疼痛、关节积液、牵拉感等症状。由于内侧半月板的滑膜缘与内侧关节囊连接紧密,活动度较小,因此临床上多见的半月板损伤为内侧半月损伤。但在日本,以外侧半月板损伤更为多见,这是因为在日本人群中先天性盘状半月板的发生率明显高于其他种族的人群。小时候受过轻微外伤或无外伤既往病史,却出现膝关节不能伸展的症状,要考虑到盘状半月板损伤的可能。另外,内侧半月板损伤中,由前交叉韧带损伤引起的不稳定性所导致的情况也很多见。

半月板具有各种各样的功能,但主要是荷重的传递和维持膝关节的稳定性。半月板外侧附着部的25%~30%有血流通过(图6-1),该部分损伤但体部没有损伤时,可以通过半月板缝合术进行应对。半月板损伤应该尽可能地修复,因为由半月板切除术引起的骨性关节炎的发生及恶化,自1948年Fairbank报道以来已经成为共识。现在,人们对半月板在传导膝关节负荷、均匀应力分布、保证关节稳定、吸收关节震荡、维持关节本体感觉的重要性认识的越来越深入,对

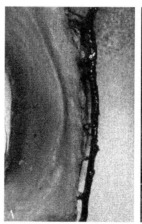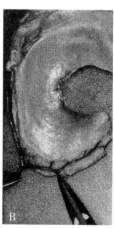

图6-1 外侧半月板的血液供应

于损伤半月板的治疗,"能多勿少、能少勿缺"已经是治疗半月板损伤的基本原则。这是因为,正常半月板负责传导膝关节伸直位50%、屈曲位85%的负荷,在半月板切除后,股胫关节之间的接触面积会较少50%,而承受的压直力峰值则增加2倍。因此,半月板的存在,对于膝关节功能的维持,发挥着不可替代的作用。

当前,伴随着各种各样半月板缝合器械的发展和缝合技术的完善,半月板切除术(包括部分切除、次全切除和完全切除术)的地位受到了挑战。但实际上,对于半月板

的损伤，实施不同程度的半月板切除术即可解决85%左右的问题，而需要实施半月板缝合术所占的比例只在15%左右。在临床上，持续的膝关节运动时疼痛和可动范围受限，都可通过关节镜下半月板切除进行应对。关节镜下半月板切除可以只进行部分切除，这无论是在生物学上，还是在力学上，都比全部切除要好。但是对于小儿的外侧盘状半月板，在没有损伤的情况下，可以通过只切除内缘部分进行成形处理，然而在有损伤的时候，多数情况下水平断裂已波及了外缘，此时可考虑实施次全切除术。另外，在高龄者的骨性关节炎患者中，因为对保守疗法有抵抗，并伴随不同程度的关节活动范围受限，如果通过理学检查或MRI检查怀疑是半月板损伤的患者，也可以通过关节镜下半月板切除术来获得一个比较满意的效果。

一、麻醉及体位

1. 麻醉

可采用局部麻醉、腰椎麻醉、持续硬膜外麻醉及全身麻醉。

（1）局部麻醉。将20～30 mL 0.25～0.5%的丁哌卡因注射到关节内。为了防止出血，可加入肾上腺素。局部麻醉的优点是方便，缺点是术中不能使用止血带，而且无法获得肌肉松弛，并残留有一定的疼痛。

（2）腰椎麻醉、持续硬膜外麻醉。这是目前最多采用的这两种麻醉方法，镇痛效果确切，可以使患肢上获得充分的肌肉松弛，又可以使用止血带。在手术过程中，可以让患者随时观察到镜视下关节病变的情况，并予以必要的讲解和说明。

（3）全身麻醉。麻醉效果最可靠，还可获得完全的肌肉松弛。全身麻醉多用于对手术有很大精神压力、存在腰椎病变而无法实施椎管内麻醉的患者及小儿患者。

2. 下肢支撑器（leg holder）

近几年，有很多厂家在销售各种各样的腿支撑器，如果使用得当，会对手术操作很有帮助。使用腿支撑器后容易施加内外翻应力，特别是在只有手术医师一人进行手术的时候，下肢支撑器将非常有帮助（图6-2）。但在怀疑有骨折或韧带损伤等并发的情况下，需注意不要施加过大的内外翻应力（图6-3）。

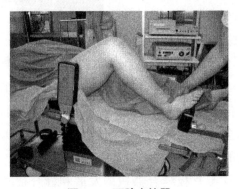

图6-2 下肢支持器

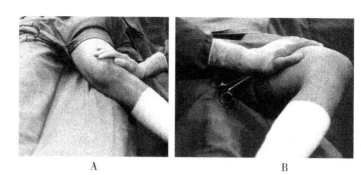

A. 外翻；B. 内翻。

图6-3 术中需注意施加内外翻应力的大小

二、切除范围

为了尽可能地保存半月板，需将切除范围控制在最小限度内（图6-4）。另外，为了使从切除边缘到残留部位的移行区尽可能平滑，切除过程中要细致操作。关于外侧盘状半月板，由于张力会作用于缝合部，即使实施了缝合术也有引起再断裂的风险，因此原则上应实施切除术。实际临床上，盘状半月板多处的内部变形和损伤十分多见，因此大部分患者都需要进行次全切除。

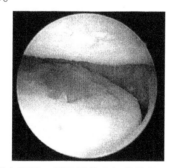

图6-4 半月板全切后，股胫关节之间的软骨退变速度显著加快

用于半月板切除、修整成形的器械有很多，如专门用于半月板切除的钩刀和推刀等（图6-5）。但实际上在临床上应用最多的还是各种篮钳，以及电动刨刀和离子刀。熟练使用这些器械，可以很好地完成对内外侧半月板、盘状半月板的各种程度的切除和修整手术。本章节中所介绍的是关于半月板切除的一些原则和处理技巧，而在实际操作过程中，该如何选择使用各种器械，则完全依赖于术者本人的习惯。

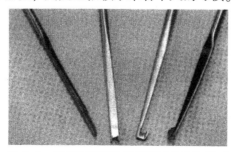

图6-5 专门用于切除半月板的钩刀和推刀

三、镜下半月板切除术的临床应用

(一) 内侧半月板桶柄样撕裂

1. 从髌下外侧入路进行的关节镜观察

使用关节镜从髌下外侧入路对桶柄样损伤的内侧半月板进行观察（图6-6）。

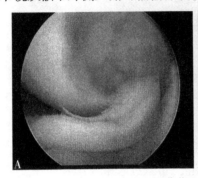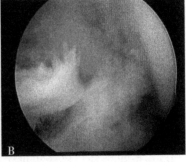

A. 屈曲位；B. 伸直位。

图6-6 髌下外入路对内侧半月板桶柄样撕裂进行观察

2. 从髌内下入路插入探钩进行探查

将探钩从髌内下入路插入，力争用探针将移位的半月板桶柄部分复回原位（图6-7A）。

3. 保留部分后角，半月板切除

从髌内下入路插入篮钳或剪刀，对后角部进行部分切除（图6-7B）。

4. 用剪刀或篮钳对前角部分进行切除

从髌下外入路插入篮钳或剪刀，对前角部分进行切除（图6-7C）。

5. 对切除后的游离边缘进行修整

在桶柄部分切除取出后，应该使用电动刨刀、离子刀等对新的半月板游离缘进行认真的打磨。需要注意的是，切割后要避免留下突然陡然改变方向或角度的边缘，要仔细地修整，使新的边缘接近于自然状态的光滑弧形（图6-7D）。

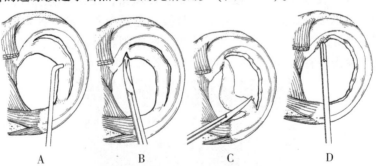

A. 使用探钩将移位的桶柄部分半月板复位；B. 后角部分保留，撕裂部切除；C. 从下外入路插入器械，切除前方部分；D. 修整新的半月板边缘。

图6-7 内侧半月板切除术

（二）内侧半月板后部的活瓣状撕裂

活瓣状撕裂多为非全层的半月板斜行裂形成的舌形瓣。活瓣状撕裂经常发生在内侧半月板的后部（图6-8A），并常常向下翻卷，而蜷曲在胫骨平台侧（图6-8B），因此必须注意用探钩进行仔细检查，以免遗漏。

对于活瓣的切除，可以从髌下外侧入路插入关节镜，髌内下入路插入篮钳或咬钳，将多余的活瓣切除（图6-8C）。

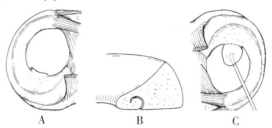

A、B. 向胫骨平台侧翻卷的活瓣样撕裂；C. 将活瓣钩出，沿游离缘切除。

图6-8　内侧半月板后部的活瓣状撕裂

（三）水平裂

水平裂是指半月板的分层状撕裂，多见于内侧半月板体舌部以及外侧半月板的体部，常伴有半月板的变性。水平状撕裂经常会波及关节囊附近，因此检查中如果发现水平裂的半月板损伤，注意不要漏查关节囊附近是否存在损伤（图6-9）。水平裂多从游离缘延伸到关节囊附近，从而成为半月板次全切除的适应对象。

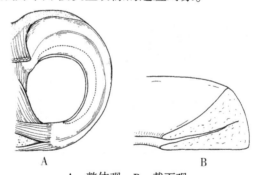

A. 整体观；B. 截面观。

图6-9　水平裂裂口可能延伸到关节囊附近

（四）外侧盘状半月板

1. 后角部的切离

从髌下外入路插入关节镜，髌下内入路插入篮钳或剪刀，贴近关节囊附近将后角部切离（图6-10A）。

2. 前中体部位的切除

在后角部切除一定长度后，再将篮钳从体前部开始切割，并逐渐向体中部过渡（图6-10B、C）。

3. 前角部的切离

在体前中部切割完成后，再回过头来将盘状半月板的前角部彻底切离，之所以不在一开始就将半月板前角切离,是因为这样可以保证在切离盘状半月板的体前中部的时候,处于固定状态的半月板前角能够起到维持盘状半月板位置的作用,从而有利于体前中部的顺利切割(图6-10D)。

4. 后角部切离

切除后角的时候,应该交换关节镜和咬钳的位置,即将关节镜改从髌下内入路进行观察,将器械改从髌下外入路插入。必要时可以增加一个髌中入路,插入半月板把持钳固定已经大部游离的盘状半月板,在关节囊附近将后角部切除(图6-10E)。

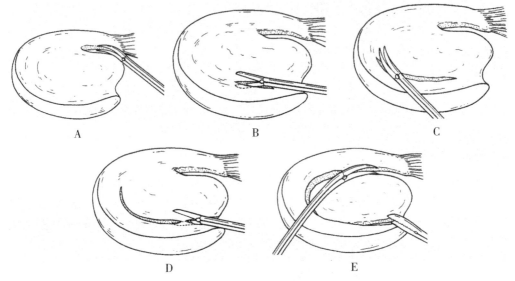

A. 盘状半月板后角切离;B,C. 从体前部开始,逐步向体中部切离;D. 完成体部的大部切离后,再切离前角部分;E. 使用半月板咬钳固定,将盘状半月板完全切离。

图6-10 外侧盘状半月板切除术

对于实施半月板切除术的患者,无论是何种程度的切除术,都可以从术后第二天开始通过关节恢复器进行可动范围的训练,并且在术后1周内允许全负荷行走,对于非专业运动员,术后1个月恢复到可以进行体育运动的程度。在并发骨性关节病(osteoarthritis,OA)的情况下,股四头肌训练和装配足底板等保守疗法也可以在术后继续进行,向关节内注入透明质酸钠(施沛特),对于关节软骨损伤轻微的患者,仍然具有确切的疗效。

半月板单独损伤,无论是内侧还是外侧,都以纵裂和桶柄样撕裂多见。另外,与外侧半月板切除相比,内侧半月板切除具有术后效果更好、患者满意度更高的倾向。这多半是因为半月板本身并没有神经存在,半月板损伤后的疼痛感多是对相连的关节囊的牵拉和刺激而产生的。而内侧半月板由于与内侧关节囊的连接紧密,因此一旦出现异常牵拉后,引发的疼痛感更强,故在内侧半月板切除后,症状缓解更为明显。关于外侧盘状半月板,几乎所有的治疗患者都表现出良好的结果,而且与正常的半月板损伤相比,其结果更好。一般认为其主要原因是盘状半月板患者发病和手术时的年龄更小,恢复能力更胜一筹,以及导致盘状半月板损伤的外力较轻微,几乎没引起其他构成组织障碍,等等。

如果半月板损伤并发有前交叉韧带（anterior cruciate ligaments，ACL）损伤，对治疗方针和治疗效果都有很大的影响。一般认为，新鲜 ACL 损伤中大多造成外侧半月板损伤，而陈旧患者中内侧半月板损伤比较多见。也就是说，慢性膝关节不稳定将成为继发性半月板损伤的因素。此时无论是半月板缝合术还是切除术，都应该与 ACL 重建术同时进行，否则单纯半月板治疗后的效果都会显著不佳。但是，即使是半月板手术和 ACL 重建术同时进行的患者，也仍然会发生和术前不稳定性相关联的继发性关节软骨剥脱，从而导致预后不良。

在并发 OA 的情况下，由于 OA 的存在，与没有软骨损伤的年轻人相比，其术后临床效果更差，但是几乎所有患者与术前相比症状上还是有所改善。因此我们认为，对并发 OA 的半月板损伤进行关节镜下手术仍然是一种有效的方法。

关节镜下半月板切除后的临床效果受其并发损伤和各种活动状况的影响很大。总之，其问题是如何保存关节软骨，是否能维持残留半月板和膝关节镜功能。关于半月板切除后的 OA 变化，自 Fairbank 报道以后，出现了大量的报道。这是随着年龄增加而不可避免的问题。然而，通过最小限度的切除半月板，从早期开始打好功能性恢复的基础，多可以获得满意的临床效果。

第二节 半月板镜下修复术

1962 年，日本的渡边正毅进行了第一例关节镜下的半月板切除术。1885 年，Annandale 报道了 1 例半月板缝合术患者。但半月板相关手术的广泛开展，则是始于 1936 年 King 报道的动物实验的结果。然而，在之后很长一段时间内，人们都将半月板手术等同于半月板切除术进行处理。近年来，随着对半月板的生物学、生物力学、血供状态等方面的基础和临床研究（图 6-11、图 6-12）的不断深入，半月板在膝关节内的重要性受到了高度的重视。半月板的手术，已经由以往的单纯、完全的切除，演变到不全切除，并逐渐发展到以半月板缝合术为代表的解剖修复阶段。本节将以半月板缝合术为中心，对半月板的修复技术进行介绍。

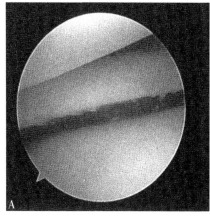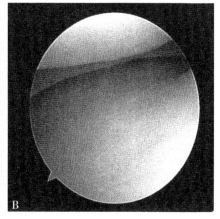

A. 正常外侧半月板；B. 正常内侧半月板。

图 6-11　正常外侧半月板及内侧半月板关节镜下所见

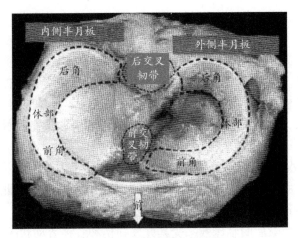

图 6-12 半月板的大体解剖

一、半月板缝合术适应证

从临床症状的角度来看，适合进行半月板缝合术的适应证与半月板切除术基本相同，以持续的膝关节运动时疼痛为主要表现，并且在以半月板纵裂为主的患者中，会更多地出现绞锁、弹响和牵张感。

从半月板断裂的病理变化来看，对于欲实行半月板缝合的患者，损伤半月板体部无变性是一个基本条件，因此，对于多存在实质部变性的盘状半月板损伤来说，原则上不宜实施缝合术。另外，半月板损伤伴有膝关节 ACL 病变者，多有关节不稳，从而导致半月板缝合后再断裂的发病频率很高，因此也不能作为缝合术的适应对象。但是若同时对病变的 ACL 实施重建术，则没有变性的内侧半月板桶柄样裂也可以进行缝合，并能取得理想效果（图 6-13 至图 6-15）。

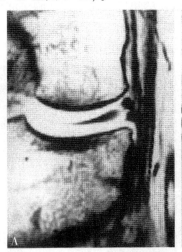 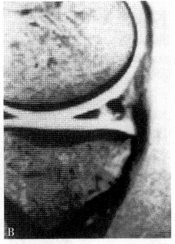

A. 冠状位；B. 矢状位。

图 6-13 适合实施缝合术的内侧半月板桶柄样裂

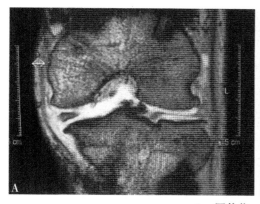 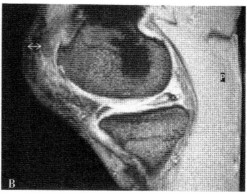

A. 冠状位；B. 矢状位。

图 6-14　内侧半月板中后体部的水平撕裂

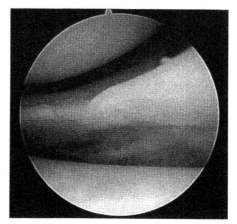

图 6-15　内侧半月板中后体部在水平撕裂镜下所见

二、半月板损伤的诊断

从影像学诊断的角度来看，MRI 是诊断半月板损伤的最佳影像学方法。MRI 没有侵袭性，不仅可以初步判断半月板的断裂形态，还可以获得关节镜视下难以观察到的半月板实质部变性与否的信息，因此 MRI 除了作为诊断的可靠手段，还可作为对半月板损伤进行筛查的有效方法。

从半月板断裂形态来看，对于纵裂的患者，断裂部位位于有血流存在的半月板体部，并且靠近关节囊侧的滑膜缘 1/3 的外周，是采用缝合术的最佳适应证（表 6-1）。而在所谓白-白交界无血运区域的半月板断裂（white-white zone tear），若单纯实行缝合术，则几乎无法愈合。但近年不断有诸多研究，报道通过各种手段来设法改善半月板白-白交界区的愈合条件，这些方法中比较常用的包括纤维素血凝块（fibrin clots）局部置入、带蒂滑膜瓣植入、游离滑膜瓣植入、多孔可吸收性聚合物植入等。通过上述方法，可以达到改善半月板白-白区的营养供应状态，提供再生、修复组织的细胞来源的目的，从而增加白-白交界区半月板缝合的成功率。

表 6-1　从断裂方式来看半月板缝合术的手术适应对象

适应证与禁忌证	内容
绝对适应证	红区范围内的断裂
	外侧半月板的过度移动
相对适应证	半月板体部红-白交界区的纵向断裂
谨慎适应证	瓣状撕裂，横向断裂
禁忌证	断裂+变性+盘状半月板
	水平断裂，膝关节前交叉韧带损伤

自 20 世纪 90 年代，自体纤维血凝块植入的方法开始见诸报道，从而使膝关节半月板白-白区缝合术的失败率由 41% 下降至 8%。自体血凝块的制备方法是，在预计使用前半小时，抽取自体静脉血 50～70 mL，放入容器内，用玻璃棒搅拌 5～8 min（图 6-16A），当自体纤维血凝块黏附到玻璃棒时即可取出，用林格液冲洗，黏附到玻璃棒上的自体血凝块被冲洗下来后呈软的条块状（图 6-16B），用缝合线在血凝块的两端打结，小心牵入关节内（图 6-16C），置于半月板的裂伤部（图 6-16D）。

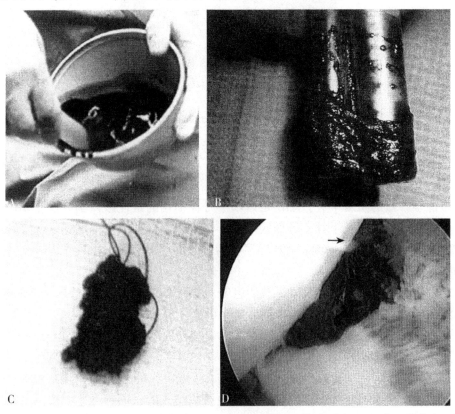

A. 自体静脉血搅拌；B. 血凝块黏附搅拌棒；C. 在血凝块两端缝合牵引线；D. 牵入关节内（箭头）。

图 6-16　自体纤维血凝块植入

此外，半月板横向断裂和 L 状断裂也可以考虑缝合术，但不愈合的可能性要比纵裂大得多。对于一些未见明显断裂,但却有异常可动性的所谓过度移动性半月板(hypermobile meniscus),根据实际情况,适合的患者也可以进行半月板缝合。这种过度移动的现象多发生在外侧半月板。

半月板过度移动的特征是,从正坐位站起的时候,膝关节从深弯曲位转为伸展位时会产生绞锁或牵拉疼痛现象。关节镜检查时所见,发现通过探钩可以将外侧半月板后部从股骨外侧髁拉向前方。

三、麻醉及体位

1. 麻醉

麻醉通常采用持续硬膜外麻醉或全身麻醉。局部麻醉等方法也能够完成手术,但无法获得最好的肌肉松弛。

2. 体位

关节镜观察内侧半月板时,将小腿从手术台上下垂,采取膝关节外翻位。膝关节弯曲角度为30°~80°。内侧半月板的后部观察是一个难点,此时宜将膝关节外翻,并取30°左右屈曲位,就可获得很好的视野。关节镜观察外侧半月板时,多采用"4"字位,但从髌下外入口置镜,膝关节屈曲90°位同样可以获得良好的观察视野。

四、半月板缝合术的手术方式和手术器械

关节镜下半月板缝合术目前常用的手术方式,包括将缝合针从关节内拉向关节外进行缝合的由内向外缝合(inside-out)法,从关节外开始拉线的由外向内缝合(outside-in)法,以及完全通过关节内操作进行缝合的all-inside法(图6-17)。此外,关节切开进行半月板修复的手术在一定地区仍在实施,但已经被逐渐取代(表6-2)。

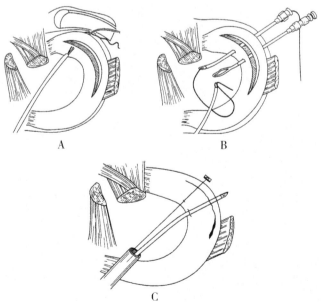

A. inside-out法;B. outside-in法;C. all-inside法。

图6-17 关节镜下半月板缝合术目前常用的缝合方式

表 6-2 半月板缝合方法比较

	inside-out 法 (Clancy, Henning 等)	outside-in 法 (Rosenberg, Jonson 等)	all-inside 法 (Morgan 等)	关节切开法 (DeHaven 等)
优点	操作容易	安全	安全性最佳	修复和缝合准确
缺点	需对后面肌肉中的神经血管进行保护后，再穿针缝合	操作较为烦琐，在缝合半月板后部时，容易将线拉斜	操作稍复杂	不能对半月板外缘 2～3 个偏内缘的部位进行缝合

由内向外和由外向内的半月板缝合技术在半月板修复中已经得到了广泛应用，但由于需要在皮肤附加切口（图 6-18），以及在处理后角损伤时可能出现血管神经损伤等并发症，促使人们开发更为安全、快捷和有效的缝合技术。all-inside 缝合法的出现在一定程度上弥补了上述两种方法的不足，而 T-Fix 和 Fas T-Fix 法就是 all-inside 缝合法中的典型代表（图 6-19、图 6-20）。

此外，可吸收生物材料制成的半月板固定钉（meniscal stapler）、固定锚（meniscal anchor）、固定箭（meniscal arrow）也已经开始被用于临床（图 6-21、图 6-22）。这些半月板缝合物的出现，极大地丰富了治疗半月板断裂时的治疗手段，简化了手术操作的步骤，确保了半月板缝合的效果。虽然上述器械也都存在不同程度的缺点，但它们对半月板损伤修复的贡献还是有目共睹的。

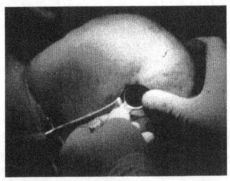

图 6-18 修补内侧半月板过程中使用的附加切口

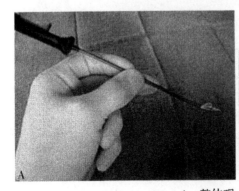 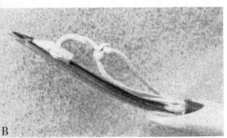

A. 整体观；B. 近观。
图 6-19 Fas T-Fix 缝合专用器械

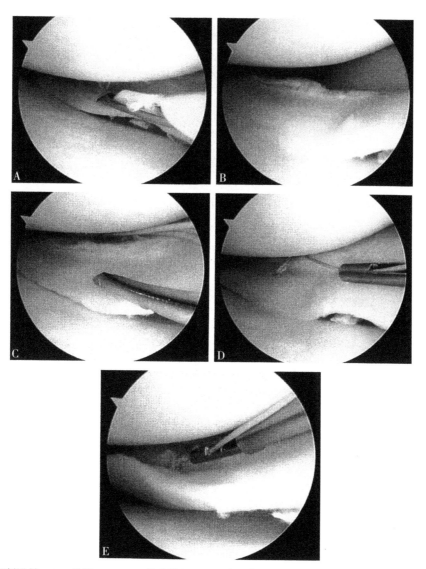

A. 穿刺进针；B. 放置 Fas T-Fix 缝合装置；C. 放置第二个缝合装置；D. 缝合后向外牵拉缝线；E. 推进线结拉紧固定半月板裂口并剪线。

图 6-20　Fas T-Fix 缝合法

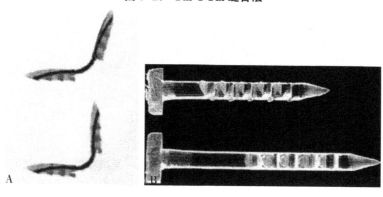

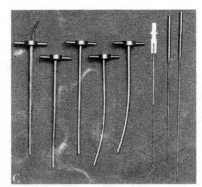

A. 半月板固定门形钉；B、C. 半月板锚和套筒。

图 6-21　半月板缝合物

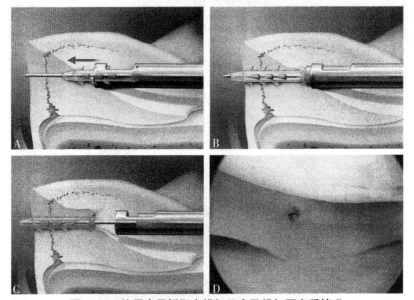

图 6-22　使用半月板固定锚钉示意及锚钉固定后情况

五、镜下半月板缝合术的临床应用

我们将以常用的 inside-out 法为主，对临床上多见的半月板后部桶柄样撕裂的缝合进行介绍（图 6-23）。

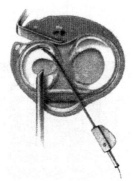

图 6-23　inside-out 法示意

（一）内侧半月板

1. 诊断

将关节镜放置于髌下外穿刺孔，从髌下内侧穿刺孔置入探钩进行检查，从而对断裂的大小、走行、有无出血、通过缝合能否治愈进行初步估计。

2. 断裂部的新鲜化

对断裂面进行新鲜化处理是保证半月板缝合后顺利愈合的一个重要步骤。对不整齐的断裂缘和没有断面出血的患者，可以使用刮匙等对外缘进行刮削；对于陈旧性的患者和白-白区的断面，最好使用锉刀，这样对断面的处理更加有力。通过刺激外周的滑膜，有可能获得有助于愈合的血液供应。

3. 缝合

使用气性止血带，在内侧副韧带后方纵向切开3～4 cm的切口，由此插入牵引拉钩，将半膜肌向后方牵引。从髌内下入路插入关节镜，用从髌外下入路穿刺插入的缝合套管的尖端推压断裂部，实施对断裂部的缝合修复。在此操作过程中需要注意的是，一定要保证缝合针的针尖不指向存在神经血管的腘窝部位。为了避免半月板的断裂端在缝合过程中出现错位现象，缝合宜紧密，缝线的间隔以3～5 mm左右为佳（图6-24）。

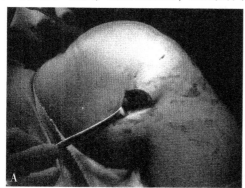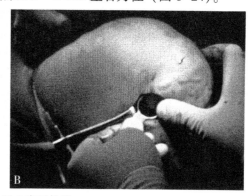

A. 切口；B. 置入牵引拉钩。

图6-24 缝合内侧半月板的附加切口

4. 缝合线的结扎

在关节囊外对缝合线进行结扎时，要保持一定的强度，这样可以使半月板的缝合处贴合得更为紧密，以利愈合。在结扎时需要注意避免不要卷入隐神经的髌下支，以免造成术后局部的麻木和疼痛，在结扎完成后缝合皮肤。

（二）外侧半月板

除了与内侧半月板缝合时器械的插入部位是对称的，其他方面与内侧半月板缝合基本是相同的。在缝合外侧半月板时，因为腘窝神经血管束处于中央稍偏外的地方，所以对此需要充分注意。另外，因为后外侧有腓神经，所以在进行半月板后部缝合的时候，必须事先在髂胫束后缘和股二头肌之间切开4～5 cm的纵向切口，并将腓神经和股二头肌一起向后方牵引以保证安全（图6-25）。

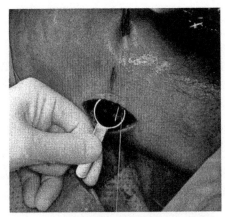

图 6-25 缝合外侧半月板时的附加切口

(三) 术后疗法

术后使用铰链式可调支具，保证膝关节弯曲 20°位，维持 4 周的免负荷固定。3 个月后开始慢跑等温和的体育运动，4 个月后可以尝试进行竞技体育运动。对于半月板缝合伴有 ACL 重建的患者，术后装配膝关节器具，从第 2 日开始通过关节恢复器进行可动范围训练，从第 2 周开始进行部分负重荷重训练，第 5 周开始进行全负重训练，4 个月后允许轻度温和的体育运动，8 个月后允许竞技体育运动。

半月板缝合术后的康复训练如下。

1. 第 1 天

(1) 半月板缝合。可调支具 20°位固定，股四头肌等长训练。

(2) 合并 ACL 重建。可调支具伸直位固定。

2. 第 2 天

(1) 半月板缝合。同第一天。

(2) 合并 ACL 重建。CPM。

3. 第 1 周

(1) 半月板缝合。同第一天。

(2) 合并 ACL 重建。下地无负重行走。

4. 第 2 周

(1) 半月板缝合。同第一天。

(2) 合并 ACL 重建。1/3 负重训练。

5. 第 3 周

(1) 半月板缝合。同第一天。

(2) 合并 ACL 重建。1/2 负重训练。

6. 第 4 周

(1) 半月板缝合。ROM EX 部分负重。

(2) 合并 ACL 重建。1/2 负重训练。

7. 第 5 周

(1) 半月板缝合。全负重训练。

（2）合并 ACL 重建。全负重训练。

8. 3 个月

（1）半月板缝合。慢跑训练。

（2）合并 ACL 重建。全负重训练。

9. 4 个月

（1）半月板缝合。恢复运动。

（2）合并 ACL 重建。慢跑训练。

10. 8 个月

（1）半月板缝合。恢复运动。

（2）合并 ACL 重建。恢复运动。

第三节　股骨髁上、髁间骨折的镜下治疗

股骨下端距关节面 15 cm 以内的骨折为股骨髁上骨折。股骨远端、髁部有关节囊韧带、肌肉及肌腱附着。腓肠肌内、外侧头起始于股骨内、外髁后面、肌力强大，骨折后远端极易向后旋转移位。股骨髁间骨折属关节内骨折，均不稳定，常常呈三维性关节内骨折，并波及负重关节面，股骨髁间骨折的发生率约占全身骨折的 0.4%。髁上、髁间骨折精确的解剖复位极为重要，但复位固定均较困难，在治疗上如果处理不当，将来对膝关节功能影响较大，因此对于股骨髁上骨折的治疗必须引起足够的重视。

一、损伤机制

大多数的股骨髁上骨折为高速损伤或由高处坠落所致。在老年患者中，由于干骺端骨质疏松，在屈膝位跌倒时，可引起该处的嵌入骨折。此骨折常呈典型移位，骨折端向后成角，远骨折块由于股四头肌、腘绳肌及腓肠肌的牵拉而向后移位。大腿肌肉的强烈收缩，可造成骨折的短缩，内收肌的作用使股骨远端内翻和内旋。伤后除有典型的骨折征象，由于骨折远端向后移位，偶可导致腘动脉损伤。局部可见张力性肿胀，小腿表现有肢体缺血征象。在开始治疗前，若未能注意常可引起不良后果。据 X 光片可确定诊断，了解骨折的类型和移位情况，有助于对创伤病理的分析。但 X 光片应包括整个股骨干和髋关节，以免漏诊股骨颈骨折和髋脱位，偶尔需摄其他方位 X 光片来确定骨折是否波及关节内。

股骨髁间骨折其损伤机制与股骨髁上骨折基本相同，可由直接或间接暴力造成，其中多数为间接暴力，如高速损伤或由高处坠落，往往先发生股骨髁上骨折，暴力继续传达，则骨折下端嵌插与股骨内外髁之间，被分开的股骨髁分成内外两块，骨折呈"T"字或"Y"字形，且髁间骨折往往伴有较为严重的移位。

二、临床表现

（一）骨折分型

目前尚无统一可接受的股骨髁上部位骨折的分类，实际上此部位的骨折为关节外骨折，骨折线也可累及到股骨髁或髁间部位，但主要的骨折仍在股骨髁上部位。该部位骨折，远骨折端通常向后成角和移位，并由于强大的大腿肌肉牵拉作用造成短缩。因此，该部位的骨折可分为无移位、嵌入、移位或粉碎等类型。移位的骨折经常是横断或斜形，偶尔是粉碎性的。该部位开放骨折并不少见，股骨近端经常在髁上部位穿出大腿皮肤。按 AO 股骨远端骨折的分型，将髁上骨折列入 A 型。属于关节外骨折，AO 分型在髁上部位又分成三个亚型：A1 型为简单的骨折，分为两部；A2 型为楔形骨折；A3 型为髁上部位的粉碎骨折。

股骨髁间骨折常称为"T"型或"Y"型骨折，对于股骨髁上骨折目前有两种分类方法。

1. Neer 分类

（1）轻度移位。常在膝关节处屈曲位受撞击伤造成，多发生于骨质疏松者。由扭转暴力造成的螺旋形骨折较少见。两折端呈嵌顿或轻度移位，股四头肌常无损伤，骨折复位后稳定。

（2）股骨髁向内移位。膝关节呈屈曲位，暴力来自前外侧，骨折线由股骨外上髁近侧向内上斜至内上髁上方。股骨髁受内收肌的下部肌纤维牵拉而发生向内和内旋移位，股骨两髁分离者少见。近侧骨折端向前外移位，在髌骨上缘处可损伤伸肌腱。远端骨折块、髌骨和胫骨向后移位。由于腘绳肌和股四头肌牵拉，远近侧骨折端互相重叠。近骨折端可刺入伸肌腱并穿破皮肤，造成开放骨折，伤口常位于大腿前外侧。

（3）股骨髁向外移位。膝关节处伸直位暴力来自大腿外侧，造成横断骨折，骨折线可略呈斜形，自内下方至外上方，近侧骨折端向内移位，可穿破大腿内侧皮肤，造成开放性骨折。暴力来自大腿内侧，膝关节处屈曲位，也可造成此种类型骨折。股骨髁裂开较常见。股骨髁由于腘绳肌和股四头肌牵拉而发生重叠移位。远骨折端向后屈曲移位者少见，伸肌腱常无损害。

（4）合并髁上和骨干部移位的骨折。膝关节处屈曲位，来自前方暴力，髁上部位常呈粉碎骨折，近侧骨折端可穿破髌骨上缘皮肤，股骨内外两髁分离。由挤压伤所致的粉碎骨折常伴有髌骨骨折和严重伸肌腱损伤，或腘部大血管损伤。

2. AO 分型

AO 将股骨远端骨折，涉及股骨髁的单髁和双髁骨折分为 B 型和 C 型，依据其严重程度再细分亚型。

虽然 Neer 的分型较为清晰地描述了骨折的损伤机制和病理特点，但在考虑骨折治疗方法的选择上 AO 分型更便于参考应用。

（二）临床诊断

患者必须做全面检查，特别是多发创伤的患者，对下肢的检查更应列为重点部位。同时也需注意有无合并髋和膝部的损伤。根据该部位血管走行的解剖特点，如怀疑有血管损伤，应做 Doppler 脉压的测定，若仍不能肯定是否有血管损伤，则需即刻做动脉造影。因大腿部位明显肿胀，必须做骨筋膜间隔压力监测以排除筋膜间隔综合征。明显的开放和污染的伤口容易被确定，但在直接暴力作用下，皮肤的挫裂伤必须鉴别是开放骨折，还是单纯的软组织损伤。检查经常发现膝关节和髁上部位的肿胀，伴有畸形和明显的触痛，在骨折部位可确定异常活动和骨擦音，但无必要常做此检查。应常规摄前后位和侧位 X 光片，如在手法牵引下摄片，更能明确地显示骨折的形态。怀疑有膝关节韧带损伤时，需在骨折固定后摄应力位片，或在手术前做 MRI 检查，有助于诊断。如骨折线涉及股骨髁，应做 CT 检查，明确关节内骨折的病理特点，有时可有助于确定软骨或骨软骨的损伤。为排除同侧的髋部损伤，需摄骨盆的正位片和髋的侧位片。在合并有膝关节脱位时，有报道 40% 的患者可合并有血管损伤，远侧有缺血情况需考虑做动脉造影。

三、并发症

高能量损伤引起的股骨髁上骨折，尤其是年轻患者，常为全身多发性骨折的一部分，其最常见的损伤机制是屈曲位膝关节遭受直接撞击，受伤时大腿的位置决定了受伤类型和并发损伤，必须仔细检查，以排除有无髋臼骨折、股骨颈和粗隆间骨折、髋关节脱位、股骨干骨折等。

（一）软组织损伤

据统计股骨远端骨折约有 20% 的患者合并膝关节韧带损伤，股骨远端骨折导致膝关节不稳，无法进行体检和应力位摄片，使韧带损伤常难以诊断。

（二）血管损伤

股动脉在膝上 10 cm 靠近股骨远端内侧皮质处，经内收肌管进入后侧间室，因此高能量或开放性股骨远端骨折其损伤率较高，膝关节韧带损伤后腘动脉损伤发生率较高，有文献报道可达 40%。因此，股骨远端骨折后应主动检查有无动脉损伤，如发现远端肢体缺血或者动脉搏动减弱，需行动脉造影或手术探查。

（三）膝关节复杂损伤

膝关节复杂损伤包括股骨髁上或髁间骨折合并胫骨近端骨折（浮膝），股骨髁上或髁间骨折合并 2 到 3 度的闭合或开放性软组织损伤，膝关节完全脱位。

四、治疗思路

股骨髁上骨折有典型的畸形，股骨短缩和向后成角和移位。更为严重的骨折可涉及股骨髁间，在额状面上可由于肌肉的附着而发生旋转移位。髁上的明显粉碎骨折和远侧位经常可通过牵引得到轴向的对线，但常难以维持位置。在涉及髁间区域的骨折，髁的旋转移位仅依靠牵引，甚至在切开复位的情况下也难以复位。治疗的目的应是恢复正常长度、旋转和轴线及关节面的解剖结构。如早期处理达不到上述要求，常可引起成角和旋转性畸形愈合，肢体短缩和膝关节功能障碍等功能后患。

股骨髁间骨折治疗的焦点集中于重建关节软骨面和下肢力线以及恢复膝关节功能。按 AO 学派的观点需将其解剖复位，有效内固定，以便早期无痛下进行功能锻炼。"Y"

型及"T"型骨折均为多向移位，骨折严重粉碎，这给手术内固定带来很多困难。这种手术应当考虑如何做到关节面能够解剖复位、内固定足够牢固而不需外固定、充分坚固的固定能允许膝关节早期活动、皮肤及软组织能承受手术等。其复位及内固定方法与髁上骨折治疗基本相同。

五、关节镜辅助下微创治疗

对于股骨髁上骨折，逆行交锁髓内针固定是一个较好的选择，不足之处在于该方法需要切开关节，不仅增加了创伤，也增加了感染的机会，对术后患肢的功能恢复带来了不利影响。如能在关节镜引导下定位、扩髓和打入髓内针，当然可以避免这些不利因素，使该方法扬长避短，成为治疗髁上骨折的满意手段。

（一）手术步骤

1. 体位

手术患者所取体位和传统膝关节手术一样。可以是患肢完全置于手术台上，也可以是双小腿垂于手术床尾，随手术者习惯而定。

2. 麻醉

全身麻醉、蛛网膜下腔阻滞（简称腰麻）、硬膜外麻醉、局部麻醉均可应用，其中以连续硬膜外麻醉最为合适。

3. 方法

关节镜从标准前外侧入路进入，检查并处理关节内并发损伤。从前内侧入路插入电动刨削器械，清除关节内纤维增生，清晰暴露股骨髁间切迹。做经髌韧带切口，在关节镜监视下从该切口插入1枚斯氏针，将斯氏针插入髁间凹并定位在后交叉韧带前上方1 cm处。在定位点处用开口器开口，插入长导针，用空心扩髓钻沿导针从小到大扩髓。每次扩髓钻的插入都在关节镜监视下进行，以免损伤关节内其他组织。选合适直径的髓内针（比最后一次扩髓的直径小1 mm），在关节镜监视下打入至针尾陷入股骨髁间凹，经C形臂X射线机透视证实复位良好，拔出导针，拧入交锁螺钉。此外亦有在关节镜下逆行膨胀髓内针、DFN髓内固定的报道，其手术方法与关节镜下逆行交锁髓内针基本一致。

4. 缝合

与传统膝关节手术一样采用可吸收缝线和不可吸收缝线缝合。

> 附：微创内固定系统（less invasive stabilization system，LISS）
>
> LISS从机械力学上可看作一种内固定支架。在间接复位完成后，单皮质自攻螺钉锁定解剖预塑型钢板固定。LISS提供的瞄准器为钢板插入和经皮螺钉固定提供便利。骨与内植物的稳定性取决于钢板螺钉界面的角稳定性，而不是钢板与螺钉紧压所致的摩擦力。
>
> **1. 术前计划**
>
> 术前应有股骨的全长片，应能够较好地显示膝关节，最好包括髋关节。在前后位的膝关节X射线上，将LISS影像测量器置于股骨髁水平的内侧或外侧，测量螺钉的长度，股骨髁的宽度也可通过测量器获得，根据测量结果，选择合适的螺钉、钢板。

2. 入路与复位

A 型股骨远端骨折和无关节内骨折的 C 型骨折可用经皮入路固定。皮肤切口以透视的股骨髁投影（内侧和外侧髁投影重叠时）作为参照。切口沿股骨干轴线从关节线水平向近侧延伸。该入路不适用于 C3 型和 B 型或 C2 型伴关节内移位的骨折。经股直肌和股外侧肌之间向近侧延伸，劈开股四头肌肌腱的纤维，远端可延长至胫骨结节。使用克氏针、螺钉和可吸收棒进行股骨远端的重建。在髁间放置拉力螺钉时，必须考虑到要避免碰到 LISS 钢板及螺钉。股骨髁部骨折复位并固定完成后，临时将股骨髁和股骨干固定。在 LISS 最后固定前，完成股骨髁和股骨近端之间的复位。如果手法牵引不够，可使用牵引器或者暂时的外固定架辅助复位。

3. 内植物的植入

LISS 及瞄准器经髂胫束和骨膜间插入股外侧肌的深面，可感觉到 LISS 尖端沿着骨面滑动。先将 LISS 向近端插入，再向远端退少许，直到钢板与外侧髁有良好的匹配。为与髁部匹配，应小心保持瞄准器在矢状面成 15°角。如果完全在矢状面上，LISS 远端前部与外侧髁之间会出现间隙。间隙将使 LISS 前部的硬突起妨碍膝关节运动，导致股骨螺钉过于偏前。

4. LISS 的固定

任何一种髁间骨折，都应首先在前方关节外侧髌旁切口重建股骨髁，使用拉力螺钉或克氏针，或两者结合使用进行固定。LISS 的远端位于关节线的近侧 $1 \sim 1.5\ cm$。瞄准器的重力作用使 LISS 有外旋的趋势，也会使股骨髁部与 LISS 之间产生间隙。建议用双平面透视来确保 LISS 在髁部的正确位置。髁部骨块由于腓肠肌的牵拉易发生反屈，在股骨远端下放置垫枕和屈曲膝关节可防止此种情况发生。在确定股骨远端正确对线后，首先使用克氏针在 1 孔和附加克氏针孔将 LISS 固定于髁部骨块，因 LISS 近端有偏前的趋势，须证实 LISS 在股骨干的位置。位置过于偏前将导致螺钉于切线位拧入，引起把持力不足，为保证单皮质螺钉的良好把持力，需要把 LISS 置于股骨干真正的侧位。将 LISS 用克氏针经近端固定螺栓固定于股骨干，加压器插入第二个孔以进一步保证 LISS 与骨之间的固定和接触，同时检测对线，附加螺钉拧入近侧与远侧骨折端。拧入第一个螺钉后，无论螺钉是否能抓持在骨上，螺钉都要锁定于 LISS，故在钻孔时应小心操作，以确保有足够的阻力。近端和远端主要骨块一样，应至少使用 4 个螺钉。植入时可使用瞄准器的"阻挡器"来标志螺钉。

5. 复位技巧

每个主要骨块的第一个螺钉决定长度和旋转。与传统的螺钉末端无螺纹相比，由于 LISS 的螺钉头部有螺纹并紧锁于钢板，无法将钢板与骨推在一起。为解决这一问题，LISS 系统提供了一个钢板加压器，包括一个 $4.0\ mm$ 长螺纹的单皮质自攻螺钉，螺钉上方有一个螺旋套筒，调节套筒可将股骨干和 LISS 压在一起。使用 LISS 时，必须首先进行骨折复位。LISS 固定稳定并非依赖于骨与钢板的接触与摩擦力，它更像一个内固定架。在 LISS 与骨之间有一些间隙是可以接受的，而且为了改善对线，必要时可改变骨与 LISS 之间的间隙。钢板加压器可用来将钢板推向股骨。此装置的 $4.0\ mm$ 螺钉在外侧皮质能提供良好的把持力，使钢板和骨紧靠在一起。在干骺端，加压器、螺钉通常会从薄皮质中拉出，故需要其他器械的帮助。在干骺端，LISS 与钢板之间的间隙过大会妨碍膝关节的运动。为避免影响膝关节的运动，可使用点状钳或点状钩形牵引器固定 LISS，直到将其完全固定。

（二）注意事项

1. 复位

由于股骨髁间骨折关节面广泛粉碎，为满意显露及施以复位及内固定，往往需将胫骨结节掀起；对"Y"型及"T"型髁间骨折应先使用多枚克氏针，将髁及关节面复位，暂固定，这样将髁间骨折变为髁上骨折。

2. 固定

股骨髁间骨折内固定与髁上骨折使用的角状钢板、异型钢板、动力髁螺丝钉固定、髁上髓内针相同，仅在使用前必须将髁相对固定，待插入上述内固定后，再进一步变临时固定为松质骨拉力螺钉固定。对于股骨髁间骨折有关节面广泛粉碎者，最好选用髁部异型的支撑钢板。

六、术后处理

传统入路、微创入路术后相同。患者早期开始持续被动运动锻炼。术后可允许部分负重（15～20 kg），当术后拍片证实有骨痂时可以完全负重。对于多发损伤患者，术后处理要根据其他损伤进行适当调整。

第四节　髌骨骨折的镜下治疗

髌骨骨折是由髌骨直接遭受外力或股四头肌突然剧烈收缩引起的关节内骨折，发生率约为 1.05%，由于交通及体育事业的迅速发展，近年来髌骨骨折的患者呈上升趋势。髌骨骨折的治疗目的是恢复髌股关节面解剖位置及膝关节伸屈功能，随着关节镜技术的发展与成熟，镜下微创闭合内固定术治疗髌骨骨折已日渐成熟。

一、损伤机制

导致髌骨骨折的暴力分为直接暴力和间接暴力两种。

（一）直接暴力

由于髌骨位置表浅，且处于膝关节的最前方，因而极易受到直接暴力的损伤，如撞击伤、踢伤等。直接暴力导致的髌骨骨折有时会合并同侧的膝关节后脱位，骨折多为粉碎性，移位较少，伸肌支持带很少损伤，因此患者尚能主动伸直膝关节。

（二）间接暴力

股四头肌突然猛力收缩，超过髌骨的内在应力时，引起髌骨骨折，骨折多为横形，移位明显，但很少呈粉碎性，伸肌支持带损伤严重，不能主动伸直膝关节。

二、临床表现

（一）骨折类型

髌骨骨折通常按照骨折位置、骨折后的外形及移位程度进行分类。

（1）无移位的髌骨骨折，主要为无移位的横形骨折、无移位的粉碎性骨折。

（2）有移位的髌骨骨折，包括髌骨中 1/3 横形骨折、髌骨上或下极横形骨折、有移位的粉碎性骨折、纵行骨折、骨软骨骨折。其中横形骨折在以上两种类型骨折中最为常见，占所有髌骨骨折的 50%～80%，大多发生于中 1/3 或下极；粉碎性骨折占 30%～35%；纵行骨折及骨软骨骨折最少见，占 12%～17%。纵行骨折常因直接暴力作用于髌骨的一侧关节面而引起。骨软骨骨折通常发生于青少年，并且常在创伤性髌骨脱位或半脱位时合并发生。

（二）临床诊断

髌骨骨折的发生年龄一般在 20～50 岁之间，男性多于女性，约为 2∶1。骨折后常发生膝关节肿胀积血，髌前可见皮肤擦伤及皮下血肿，压痛明显，有移位的骨折可触及骨折间隙。被动活动时膝关节剧痛，有时可感觉到骨擦感。膝关节正侧位 X 光片有助于确定有无骨折及骨折的类型。当怀疑有纵行骨折或骨软骨骨折时，应拍髌骨轴位像。

骨折诊断明确后，应判断伸肌支持带损伤的程度，以利于选择治疗方法。若骨折移位大于或等于 5 mm，则提示伸肌支持带大部分已断裂；若骨折移位小于 5 mm，并能主动完全伸直膝关节，则说明伸膝装置未受明显损伤；若不能完全伸直，则提示同时有不同程度的损伤。

三、治疗思路

髌骨骨折治疗的主要目的是维持关节面平整，修复损伤的伸肌支持带。对于新鲜的髌骨骨折，应最大限度地恢复关节面的形态，力争使骨折解剖复位，保持关节面平滑，给予较牢固的内固定，早期活动膝关节，恢复其功能，防止创伤性关节炎的发生。髌骨骨折关节面复位不佳、不平滑，愈合后易发生髌股关节炎。如关节固定时间长，关节内碎骨屑、血肿处理不干净，关节内可发生粘连，妨碍关节活动。髌骨骨折治疗原则是内固定牢固可靠，关节面复位平滑，关节活动早。因此选用一种创伤小、骨折面复位更加细微和精确的手术方式是治疗髌骨骨折的需要。

四、微创手术治疗

髌骨骨折是关节内骨折。正确的解剖复位、可靠的内固定，以及术后早期功能锻炼是关节内骨折的理想治疗方法。比如，石膏固定需长期关节制动，且往往复位欠佳，而切开手术虽然骨折端显露很好，但对关节结构破坏大，无疑加大了膝部的损伤。由于膝关节内结构复杂，在髌骨骨折同时常伴有关节内其他损伤，如果按传统手术方法治疗，常难以及时发现和治疗关节内的并发损伤。但关节镜下手术可充分利用镜下直视观察同时处理关节内并发症的优点,不仅可治疗髌骨骨折的早期并发症,也避免了髌骨骨折术后并发症的发生。目前国内报道的关节镜监视下经皮复位内固定治疗髌骨骨折的方法有可吸收缝线张力带内固定、克氏针张力带钢丝内固定、2 枚平行螺丝钉内固定、螺丝钉加张力带钢丝内固定等。

(一) 关节镜下克氏针张力带钢丝内固定

患肢上气囊止血带,全身麻醉、腰麻、硬膜外麻或局部麻醉均可应用,仰卧位,取膝关节前外侧入路作为关节镜入点,用尖刀纵行切开皮肤和关节囊,长 4～6 mm,直纹式血管钳于切口内钝性分离关节囊,将锥形穿刺针连同套管刺入关节囊,取出针芯,放出关节内积血,将关节镜置入套筒,套筒的入水口接加压的生理盐水。于膝关节的前内侧面做一切口,既可用于引流、冲洗,又可将探钩等置入关节内,进行探查和操作。利用探钩清理骨折线内的积血,并观察骨折类型,在关节镜直视下,于皮外手法整复髌骨骨折,再用探钩辅助撬拨复位关节内的骨折直至镜下髌骨关节面软骨骨折线对合平整。以器械临时固定骨折块,C 臂 X 射线透视机确认骨折复位良好后,用直径为 2.0 mm 的克氏针在骨折线两端横向钻孔穿过对侧。在同一骨髓道穿入 2 根软钢丝,在硬膜外穿刺针套管的引导下,皮下分别完成对髌骨骨折的环行固定和表面张力带固定。检查髌骨骨折复位和固定满意后,关节内冲洗,全层缝合微创切口。

(二) 关节镜下经皮螺钉内固定

镜下先冲洗,检查关节腔,清除膝部外伤所致的关节内凝血块、组织碎屑、损伤的滑膜组织及处理关节内其他并发症(如半月板损伤,可行半月板部分切除和修整、软骨打磨修整止血、韧带修补固缩等治疗)。用挤压髌骨、骨圆针撬拨等方法复位,大布巾钳抓持做临时固定。对于髌骨横形骨折和上、下极大块骨折块,可选择上或下方穿钉固定;对于髌骨纵形骨折选择侧方穿钉固定。固定螺丝选用松质骨或皮质骨钛螺丝钉。选择 1 枚骨导针在骨折线垂直中线穿钉固定,C 形臂 X 射线机透视,确认骨折对位良好,导针位置适宜后,平行骨导针在两侧对等皮肤分别做 0.5～1.0 cm 的切口,平行于髌骨钻入 3.2～4.0 mm 的钻头。C 形臂 X 射线机再次透视位置适宜后,退出钻头,测量孔深,攻丝,拧入直径 3.5～4.5 mm 螺丝钉 2 枚,拔出骨导针。镜下观察髌骨骨折端平整、光滑,螺丝钉未突出软骨面后,修整骨折软骨面。检查膝关节伸屈无碍,骨折固定稳定牢固后,冲洗关节腔,闭合切口。

五、术后处理

术后膝关节伸直位弹力绷带加压包扎,鼓励患者行股四头肌功能训练及直腿抬高锻炼,3 天后主动行膝关节屈伸活动,活动度 30°～45°,2 周拆线后扶双拐下地行走。术后每月复查 X 光片,了解临床症状和骨折愈合情况。

参 考 文 献

[1] 陈仲强，刘忠军，党耕町. 脊柱外科学 [M]. 北京：人民卫生出版社，2013.
[2] 胡永成，马信龙，马英. 骨科疾病的分类与分型标准 [M]. 北京：人民卫生出版社，2014.
[3] 黄振元. 骨科手术 [M]. 北京：人民卫生出版社，2014.
[4] 霍存举，吴国华，江海波. 骨科疾病临床诊疗技术 [M]. 北京：中国医药科技出版社，2016.
[5] 郝定均. 简明临床骨科学 [M]. 北京：人民卫生出版社，2014.
[6] 雒永生. 现代实用临床骨科疾病学 [M]. 西安：西安交通大学出版社，2014.
[7] 马信龙. 骨科临床X射线检查手册 [M]. 北京：人民卫生出版社，2016.
[8] 裴福兴，陈安民. 骨科学 [M]. 北京：人民卫生出版社，2016.
[9] 裴国献. 显微骨科学 [M]. 北京：人民卫生出版社，2016.
[10] 邱贵兴. 骨科学高级教程 [M]. 北京：人民军医出版社，2014.
[11] 邱贵兴，戴尅戎. 骨科手术学 [M]. 北京：人民卫生出版社，2016.
[12] 任高宏. 临床骨科诊断与治疗 [M]. 北京：化学工业出版社，2016.
[13] 史建刚，袁文. 脊柱外科手术解剖图解 [M]. 上海：上海科学技术出版社，2015.
[14] 汤亭亭，卢旭华，王成才，等. 现代骨科学 [M]. 北京：科学出版社，2014.
[15] 唐佩福，王岩，张伯勋，等. 创伤骨科手术学 [M]. 北京：人民军医出版社，2014.
[16] 王坤正，王岩. 关节外科教程 [M]. 北京：人民卫生出版社，2014.
[17] 王兴义，王伟，王公奇. 感染性骨不连 [M]. 北京：人民军医出版社，2016.
[18] 胥少汀，葛宝丰，徐印坎. 实用骨科学 [M]. 北京：人民军医出版社，2015.
[19] 张光武. 骨折、脱位、扭伤的救治 [M]. 郑州：河南科学技术出版社，2018.
[20] 赵定麟，陈德玉，赵杰. 现代骨科学 [M]. 北京：科学出版社，2014.